Glendale Library, Arts & Culture Dept.

3 9 0 1 0 0 5 5 7 1 0 4 4 0

NO LONGER PROPERTY OF
GLENDALE LIBRARY,
ARTS & CULTURE DEPT.

RAZONES PARA CORRER

RAZONES PARA CORRER

José Enrique Campillo

796.42 CAM

GRUPO ZETA

Barcelona • Madrid • Bogotá • Buenos Aires • Caracas • México D.F. • Miami • Montevideo • Santiago de Chile

1.ª edición: mayo 2015

© José Enrique Campillo, 2015
Autor representado por Silvia Bastos, S. L. Agencia Literaria
© Ediciones B, S. A., 2015
Consell de Cent, 425-427 - 08009 Barcelona (España)
www.edicionesb.com

Printed in Spain
ISBN: 978-84-666-5691-7
DL B 9362-2015

Impreso por QP Print

Todos los derechos reservados. Bajo las sanciones establecidas
en el ordenamiento jurídico, queda rigurosamente prohibida,
sin autorización escrita de los titulares del *copyright*, la reproducción
total o parcial de esta obra por cualquier medio o procedimiento,
comprendidos la reprografía y el tratamiento informático, así como
la distribución de ejemplares mediante alquiler o préstamo públicos.

Introducción

EL SUSTO DEFINITIVO

Recuerdo aquella mañana de mayo de 1992 como si hubiera sucedido ayer. Llegué temprano al laboratorio de la Facultad de Medicina de la Universidad de Extremadura, en Badajoz. Estaba muy preocupado por elaborar los resultados definitivos acerca de un estudio que habíamos realizado en ratas diabéticas y que presentaríamos en un congreso internacional. Me ocasionaba una gran ansiedad el no lograr preparar a tiempo la comunicación.

Hacia las once de la mañana ya había fumado media cajetilla de cigarrillos y bebido un par de tazas de café. Y fue entonces cuando ocurrió. Sin previo aviso, sin que hubiera realizado ningún esfuerzo, mi corazón comenzó a golpear el pecho con un ritmo desenfrenado. Soy médico y enseguida advertí que se trataba de un nuevo episodio de taquicardia paroxística. Sabía lo que tenía que hacer. Intenté relajarme y comencé a practicar una maniobra sencilla y eficaz: cogí aire y tosí con fuerza dificultando la salida normal del aire de mis pulmones (maniobra de Valsalva). Hubo suerte y sucedió lo que es habitual en esos casos: percibí como una breve parada del corazón (en lenguaje popular es un vuelco del corazón) y enseguida noté como mi corazón reiniciaba su ritmo normal.

Me asusté. Y a mis 45 años decidí seriamente cambiar de estilo de vida y sobre todo dejar de fumar. Yo por aquel entonces era lo que se suele llamar un fumador empedernido. Puse en práctica mis buenos propósitos en el mes de agosto, coincidiendo con las vacaciones familiares en la costa mediterránea del sur de España.

Mi motivación era tanta que al cabo de quince días no había probado un solo cigarrillo, pero había ganado varios kilos de peso. La ansiedad de la abstinencia me forzaba a comer de manera desaforada y constante. Aquello requería una solución. No podía pretender dejar de ser fumador para convertirme en obeso. Comencé a calmar el «mono» de la nicotina bebiendo litros de agua en lugar de ingerir kilos de comida y me puse a trotar por el paseo marítimo de Almuñécar.

Yo no era una persona deportista, aunque había practicado algo de deporte como diversión. Mi forma física era muy pobre y pronto lo pude constatar. Me quedaba sin aliento durante los cuatro kilómetros de carrera hasta la playa de Cotobro, el objetivo diario que me había propuesto. Pero tenía gran motivación y voluntad para persistir en el empeño y al final del mes de vacaciones seguía sin fumar, para asombro de mi familia, y los cuatro kilómetros del paseo marítimo los trotaba con una cierta soltura.

Sabía que el regreso a la rutina del trabajo iba a ser un momento de gran peligro para mis buenos propósitos. Pero una feliz circunstancia me ayudó a superar ese trance. Cuando ya mi voluntad comenzaba a flaquear asistí a un curso sobre diabetes en el Algarve portugués. Una mañana, cuando salía a correr por la playa, coincidí con dos colegas que eran ya corredores experimentados (uno de ellos ya había concluido una maratón). Me invitaron a unirme a sus entrenamientos cuando regresáramos a Badajoz. Aquel encuentro fue mi salvación.

A partir de entonces corría cada día en solitario y los fines de semana en compañía de mis colegas. Al cabo de un mes seguía sin fumar y ya trotaba con una cierta alegría y confort por los campos extremeños. Notaba que mi corazón se adaptaba al esfuerzo y que era capaz de aguantar con cierta comodidad el ritmo que imponían los veteranos. A los cuatro meses pude contrarrestar el «mono» de la nicotina con el placer que me proporcionaban las endorfinas que ya comenzaban a circular por mi organismo de corredor.

Y aquí me tienen, más de veinte años después, con más de 67 años de edad, habiendo concluido dieciséis maratones y numerosas medias maratones y otras muchas carreras populares. Es probable que aquella decisión que tomé en un momento crucial de mi vida y la voluntad y el ánimo que puse para convertirme en un corredor habitual me salvaran la vida.

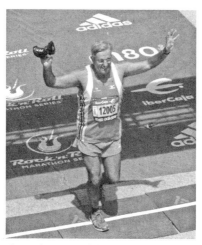

Figura 1. Entrada en la meta del parque del Retiro al concluir mi maratón número 16, a los 66 años de edad. Madrid, abril de 2014.

¿QUÉ ES Y QUÉ NO ES ESTE LIBRO?

Este libro es el reflejo de mi experiencia como médico e investigador y como corredor. Es un manual sencillo y práctico que quiero compartir con las personas interesadas en correr de una manera saludable. Confío que les ayudará a obtener mayor cantidad de salud y de felicidad al practicar esta actividad deportiva.

Este no es un libro de planes de entrenamiento para obtener marcas deportivas, aunque hay muchas páginas dedicadas al entrenamiento. Una cosa es la actividad lúdica de participar en algún evento deportivo, incluida una carrera de maratón, y otra muy diferente es la de pretender conseguir buenas marcas en dichas pruebas. A los que interese lo segundo probablemente necesiten leer, además, otros manuales.

Este libro trata de correr, pero la mayoría de las consideraciones que se describen en sus páginas también sirven para aquellos cuya meta saludable esté en caminar. Las diferencias fundamentales entre correr y caminar están en el gesto biomecánico y en la velocidad de desplazamiento sobre el terreno. Pero comparten muchos de los beneficios para nuestra salud y nuestra felicidad. Caminar consiste en realizar una serie de apoyos sucesivos y alternativos de los pies sobre el suelo, pero sin que en ningún momento se pierda el contacto con el terreno. Cuando caminamos nos desplazamos a una velocidad que va desde 0 a 6,5 kilómetros por hora. Al correr el gesto es diferente. Entre dos apoyos sucesivos de los pies se intercala una fase de suspensión del cuerpo en el aire durante la cual se pierde todo contacto con el suelo. Correr comienza a partir de los 7 kilómetros por hora. Estos límites de velocidad no son netos. Puede haber algunas personas que corran muy despacio, a una velocidad a la que también podrían caminar, y las hay que caminan a una velocidad a la que los demás corremos.

Yo, como les he contado, comencé asfixiándome con un trotecillo muy lento. Con los meses de entrenamiento fui capaz de trotar con algún decoro y tras algunos años logré llegar a correr con cierta soltura. En el año 1996 terminé la maratón de Madrid por debajo de cuatro horas (mi mejor marca). Luego me di cuenta de que mantener ese ritmo suponía un desgaste excesivo para mi edad y mi condición física y regresé a niveles de intensidad de esfuerzo más razonables y más saludables. En abril de 2014 (con 66 años de edad) concluí mi maratón número 16 en Madrid, en cinco horas (el keniata que ganó la prueba lo hizo en algo más de dos horas). Con esto quiero resaltar que cada corredor debe poner sus propios límites, hacer caso de lo que le dice su propio cuerpo y aplicar algunos conocimientos básicos bien contrastados, como los que les mostraré en este manual.

Este libro no es un tratado de fisiología del deporte. Aquí solo se expondrán aquellos conceptos estrictamente indispensables para comprender cómo correr con salud. Estos conocimientos se plantearán en los términos adecuados para que sean fáciles de comprender por todos, sea cual sea su nivel de formación. En esta línea he evitado toda bibliografía erudita, de escaso interés para los no profesionales. Las pocas e indispensables referencias que he incluido son artículos, libros o páginas web, que se pueden conseguir gratuitamente a través de Internet o en cualquier librería.

Este libro va dirigido a corredores y a corredoras. En pocos años las mujeres han llenado las carreras populares. He podido constatar su predominio con respecto a los hombres en algunas carreras recientes en las que he participado. Así que el texto hay que considerarlo «unisex». Además, esta circunstancia no plantea ningún problema en las carreras de fondo de larga distancia: es el único deporte en el que apenas hay diferencias entre las marcas de hombres y mujeres. La velocidad es otra cosa. Ninguna mujer figura entre las cincuenta personas más rápidas del mundo; de hecho las mejores marcas de atletas femeninas de velocidad son superadas por chicos de instituto. Pero cuando se trata de fondo, de maratones, varias mujeres están entre los veinte primeros corredores de maratón del mundo. Y en las ultramaratones, prácticamente no hay diferencias entre las marcas de las mujeres y las de los hombres. Es decir, cuanta más larga es la carrera mejores son los resultados femeninos: el fondo es cosa de chicas y de su probada (en este y en otros muchos aspectos de la vida) capacidad de resistencia. Por eso todas las recomendaciones y planes de entrenamiento que se describen en el libro son perfectamente aplicables tanto a las mujeres como a los hombres, independientemente del género gramatical que se utilice en cada párrafo y en cada ejemplo.

Otra cuestión es la edad. A mucha gente le gustaría dejar de caminar y comenzar a correr, pero los detiene el freno de la edad. Es un error. Cuanta más larga es la carrera, más ventaja tienen los de más edad sobre los más jóvenes. Uno no deja de correr por viejo. En ningún otro deporte se da esta actividad tan longeva. A causa de nuestro pasado evolutivo los seres humanos somos buenos en carreras de resistencia y además lo somos durante toda nuestra vida. Por lo tanto no hay que poner la excusa de la edad para no comenzar a correr o para no continuar haciéndolo. Además, los beneficios que aportan a nuestra salud el caminar, trotar o correr habitualmente convierten cualquiera de estas actividades en uno de los elementos más importantes, junto con la alimentación, para prevenir (o tratar) muchas de las enfermedades que hoy nos afligen en las sociedades desarrolladas y opulentas. Sobre todo aquellas que nos acechan tras superar la cincuentena.

CUALQUIERA PUEDE LOGRARLO

No quiero que las personas que tengan una peor condición física se vengan abajo frente a algunos de los objetivos que se proponen en este libro. Tampoco deseo que las personas más fuertes se aburran con lo que pudieran considerar recomendaciones demasiado prudentes y cargas de trabajo demasiado livianas para sus facultades. He intentado redactar este manual para que cada cual encuentre lo que busca y lo que necesita. Al fin y al cabo el objetivo es incorporar el correr con eficacia y seguridad a nuestra actividad diaria y así ganar la carrera de nuestra salud y de nuestra felicidad.

En las páginas que siguen explicaré algunos datos esenciales para sacar mayor provecho a nuestro deporte y evitar las lesiones. Pero sobre todo les enseñaré que lo más importante es aprender a escuchar el lenguaje de nuestro propio cuerpo. Él nos habla a través de las sensaciones. Se queja cuando se le trata mal y lo agradece si somos considerados con sus circunstancias particulares. Sin duda la parte más parlanchina del cuerpo de un trotador son los pies, y, en segundo lugar, el corazón. Si tenemos en cuenta lo que nuestro cuerpo nos reclama siempre nos recompensará con el premio de alejar las enfermedades y hacernos una persona más feliz y más segura de sí misma.

Tampoco hay que ajustarse exactamente a lo que aquí se diga. No hay que aprender a correr como otra persona lo hace; cada uno corre con su propio estilo y a su propia intensidad. Incluso a aquella señora de más de 60 años, que nunca ha practicado deporte y que posee una baja condición física, puede serle de utilidad este manual: que empiece por caminar siguiendo las normas y planes que se proponen en estas páginas. Ya verá cómo con el tiempo acabará trotando despacio. No hay límites. Hoy en día los cirujanos cardiovasculares ponen a correr a sus pacientes casi al día siguiente de darles de alta tras una intervención de coronarias. Hay clínicas renales en las que los pacientes hacen bicicleta fija mientras se dializan.

CORRER ESTÁ DE MODA Y ES BARATO

Esta afirmación es algo que nadie puede poner en duda como lo demuestra tanta gente de todas las edades que cada día llenan las calles y parques de nuestras ciudades corriendo, a cualquier hora del día (o de la noche). Según el Anuario del Deporte, 2013, que publica el Consejo General de Deporte, correr es el cuarto deporte más practicado en España tras la natación, el ciclismo y el fútbol. Hay seis razones fundamentales que justifican el auge de correr:

1. Es muy barato. Ya veremos cómo se puede practicar con eficacia y seguridad sin tener que realizar una costosa inversión ni en ropa, ni en calzado (incluso ahora está de moda correr descalzo).

2. Se puede practicar en cualquier lugar y a cualquier hora. No requiere instalaciones especiales (natación) ni instrumentos (palos de golf, raquetas) ni utensilios espe-

cíficos (bicicleta). Incluso aquellas personas que tienen que viajar mucho por motivos laborales pueden correr allá donde vayan. Solo necesitan meter en la maleta las zapatillas y unos pantalones de deporte.

3. No precisa de otras personas para practicarlo. No se necesita que alguien te devuelva una pelota de cualquier tamaño (pádel, fútbol).

4. Cada cual marca la velocidad a la que quiere correr, o la intensidad del esfuerzo al correr en cuesta o en llano. Al correr somos siempre nuestro único adversario.

5. Correr es muy saludable. Numerosos estudios médicos de calidad señalan, sin lugar a dudas, que la carrera habitual de intensidad moderada es la mejor manera de reducir las enfermedades crónicas, metabólicas (diabetes, obesidad, dislipemia), cardiovasculares (hipertensión, aterosclerosis, enfermedad coronaria, ictus), el cáncer, enfermedades mentales, depresión y es una de las formas más eficaces de aumentar los niveles generales de salud en la población y frenar el envejecimiento.

6. Correr es la actividad física más antigua de la especie humana. En cierta medida correr nos hizo humanos, ya que nos proporcionó la caza y el acceso a las proteínas y a las grasas, los dos nutrientes que favorecieron el desarrollo de nuestro gran cerebro.*

* J. E. Campillo, *El mono obeso*, Crítica, Barcelona, 2010 (edición revisada).

1

Correr como cromañones

EL MOVIMIENTO ESTÁ EN NUESTRA NATURALEZA

El movimiento, es decir, la contracción muscular, es la función más importante de los seres vivos. Y su ausencia, el sedentarismo, es la principal causa de enfermedad en las sociedades desarrolladas. Muchos pensarán al leer esta afirmación tan categórica: ¿qué otra cosa se podría decir al principio de un libro dedicado a correr?

Me explicaré. Si se le pregunta a cualquier persona acerca de cuáles son las funciones más importantes de los seres vivos, es seguro que responderá: la nutrición, la reproducción y la defensa contra los peligros. Pero ¿creen ustedes que en condiciones naturales un animal puede nutrirse, reproducirse o defenderse de cualquier amenaza sin emplear una gran cantidad de trabajo muscular en cualquiera de las tres tareas?

Ningún animal, ya sea insecto, pez, ave o mamífero, en condiciones naturales de vida, puede lograr meter por su trompa, boca o pico la energía de los alimentos sin haber empleado energía muscular para conseguirlos. ¿Y qué me dicen de la reproducción? Ya sea una mariposa, una pareja de aves o unos ciervos en el bosque, todos los animales deben consumir una gran cantidad de trabajo muscular en cortejos, danzas nupciales y demás rituales sofisticados asociados al apareamiento y en el cuidado y la alimentación de sus crías. Finalmente, todos los animales reaccionan frente a una agresión, frente a cualquier amenaza para su vida, con la contracción de sus músculos para huir, luchar o hacerse el muerto, que son los tres mecanismos básicos de defensa en la naturaleza.

Por tanto, en el mundo animal no se puede comer, ni reproducirse, ni defenderse de un peligro sin emplear contracción muscular para ello. Nuestro diseño evolutivo hace que la clave de la vida sea la actividad física. Pero este diseño no se cumple en los seres humanos que habitamos en sociedades opulentas (sedentarismo) y ello ocasiona consecuencias negativas para nuestra salud.

Hoy podemos atiborrarnos de la energía de los alimentos sin gastar ni una caloría muscular para cazarlos, cultivarlos o recolectarlos. Casi nadie gasta energía para conseguir alimento, porque incluso en los trabajos que tradicionalmente han requerido un gran esfuerzo físico, por ejemplo la agricultura o la construcción, el desarrollo de máquinas ingeniosas capaces de realizar cualquier tarea ha reducido de forma significativa el esfuerzo humano.

Podemos mantener relaciones sexuales sin que obligatoriamente nos tengamos que dar topetazos con los otros machos o hembras de los alrededores (o al menos no siempre), ni necesitemos realizar complejas danzas de apareamiento (quizá bailar un rato en alguna discoteca).

Sufrimos numerosas amenazas para nuestra supervivencia a lo largo del día: el director de la oficina bancaria que nos niega la ampliación del plazo para pagar la hipoteca o el jefe que pretende echarnos de la empresa. Pero ante esas amenazas para nuestra supervivencia no podemos huir del banco dando alaridos, ni saltar a morder la yugular de nuestro jefe. Tampoco podemos hacernos el muerto, al menos durante el horario laboral.

Vivimos en una sociedad dominada por el sedentarismo. Cualquier persona puede gastar toda su jornada, desde que se levanta hasta que se acuesta, prácticamente sin haber ejercitado sus músculos. Solo se realiza el mínimo movimiento para las tareas más sencillas: caminar hasta el coche o el autobús, sentarse a la mesa de trabajo, usar el móvil o realizar los gestos cotidianos más elementales. Esta forma de vida choca frontalmente contra nuestro diseño evolutivo y de esa confrontación surge la enfermedad.

EL SÍNDROME DEL SILLÓN

Por esto, desde el punto de vista de la moderna medicina darwiniana, el sedentarismo es una enfermedad. Ya que nuestro organismo está diseñado para el ejercicio físico diario, el no cumplir con esa obligación evolutiva nos enferma: es el llamado «síndrome del desuso».

La Organización Mundial de la Salud ha identificado la inactividad física como la cuarta causa de mortalidad detrás de la hipertensión, el consumo de tabaco y el exceso de glucosa en sangre.[*]

Las consecuencias negativas del sedentarismo afectan a todos los órganos y sistemas de nuestro cuerpo. Afec-

---

[*] World Health Organization (WHO series), «Global recomendations of physical activity for health». <*http://whqlibdoc.who. int/publications/2010/9789241599979_eng.pdf*>.

tan al cerebro (demencia, Parkinson, Alzheimer, depresión), al sistema cardiovascular (infarto cardiaco, ictus cerebral, hipertensión), al sistema endocrino (obesidad, diabetes, dislipemia) y al cáncer, entre otras alteraciones en las que se ha demostrado (fuera de toda duda razonable) su estrecha vinculación con el sedentarismo.

El ejercicio físico habitual previene muchas enfermedades y nos ayuda a curarnos de otras. Sus efectos se ejercen tanto a través de los cambios que induce en el propio músculo, como los que provoca en el organismo en general.* El potente efecto del ejercicio físico sobre la salud es la razón de un movimiento surgido entre los médicos en los últimos años: el ejercicio como medicina. Consideran la práctica de ejercicio físico no solo como un consejo preventivo, como no fumar o no beber alcohol en exceso, sino como una prescripción con el mismo valor terapéutico que el de cualquier medicamento. Además, numerosos estudios han demostrado que el efecto beneficioso de la práctica habitual de ejercicio físico puede llegar a potenciar los efectos beneficiosos de los medicamentos en el tratamiento de problemas graves de salud como la recuperación tras un ataque cardiaco o durante el tratamiento del cáncer.

Según las recomendaciones oficiales, cualquier persona debe realizar un plan de actividad física de intensidad moderada (aeróbica) de al menos 30 minutos de duración y durante al menos cinco días a la semana. Los beneficios saludables se potencian si se añaden dos sesiones semanales de 20 minutos de duración de entrenamiento de fuer-

* D. Bishop-Bailey, «Mechanisms governing the health and performance benefits of exercise», *British Journal of Pharmacology*, 17, pp. 1153-1166, 2013.

za.* Estos efectos beneficiosos se han demostrado en un estudio reciente realizado en 15.660 veteranos del ejército de EE.UU. a lo largo de 23 años. Se demostró que aquellos individuos que mantuvieron una actividad habitual, consistente en una carrera de moderada intensidad, se beneficiaron de una reducción en un 50 % del riesgo de muerte por cualquier causa.

LOS DIEZ PRINCIPALES BENEFICIOS DE CORRER PARA NUESTRA SALUD

1. Aumenta la sensibilidad a la insulina
2. Mejora el perfil de lípidos en la sangre
3. Mejora la función cardiaca
4. Reduce la presión arterial
5. Reduce la coagulabilidad de la sangre
6. Reduce la inflamación sistémica
7. Mejora la función cerebral
8. Reduce el riesgo de algunos tipos de cáncer
9. Previene la pérdida de hueso y de músculo
10. Ayuda a controlar el peso corporal

Tabla I. Correr de forma habitual pone en movimiento numerosos mecanismos hormonales, metabólicos y nerviosos que nos proporcionan salud.

VIDA A LOS AÑOS Y AÑOS A LA VIDA

Numerosos estudios también han mostrado que correr de manera habitual y a intensidades moderadas aumenta la esperanza de vida y mejora la calidad de los años vividos. Por ejemplo, el estudio denominado «The Co-

* British Heart Foundation, «Staying active». <*http://www.bhf. org.uk/heart-health/prevention/staying-active.aspx*>.

penhagen City Heart Study»,* auspiciado por la Sociedad Europea de Prevención Cardiovascular, es un estudio realizado entre 1976 y 2003, en más de 20.000 hombres y mujeres de entre 20 y 93 años de edad. Este estudio demostró que el riesgo de muerte por cualquier causa se redujo en un 44 % en aquellas personas que corrían habitualmente.

Correr ejerce tales efectos sobre la longevidad porque, en primer lugar, reduce la incidencia o retrasa la aparición de muchas de las enfermedades crónicas que aceleran el envejecimiento y adelantan la muerte. Pero, además, el ejercicio retrasa todos los fenómenos fisiológicos asociados al envejecimiento.

A partir de los 35 años (edad a la que empezamos a envejecer, fisiológicamente hablando) comienza una lenta e inexorable reducción de numerosas funciones corporales: disminuyen la capacidad respiratoria y la función cardiovascular, se incrementa la coagulación de la sangre, aumentan las oxidaciones y los estados inflamatorios globales, disminuyen las defensas inmunológicas, perdemos masa ósea y masa muscular y se pierden las funciones mentales como memoria y reflejos, entre otros decaimientos.

Correr de manera habitual y a intensidades moderadas frena la velocidad a la que suceden estos deterioros fisiológicos.

* Schnohr P., Lange P., Scharling H y Jensen J. S., «Long-term physical activity in leisure time and mortality from coronary heart disease, stroke, respiratory diseases, and cancer. The Copenhagen City Heart Study», *Eur J Cardiovasc Prev Rehabil*, 13, pp. 173-179, 2006.

CORRER EQUILIBRA EL YIN YANG DE NUESTRO SISTEMA NERVIOSO

Nuestra actividad diaria (como la de cualquier animal) oscila siempre entre dos tipos de situaciones. Por una parte aquellos momentos de tranquilidad, del sueño, de la ingestión de alimentos, de la digestión y asimilación de la comida, de la calma, de la ausencia de peligros. Por la otra está la inquietud, la atención, la vigilia, el aprovisionamiento de alimentos, las relaciones sexuales, la reacción ante las emergencias, el ayuno, la lucha o la huida frente a una amenaza. Todas las funciones que determinan estos dos estados opuestos están controladas por el llamado sistema nervioso vegetativo, que es el que se encarga de controlar todas las funciones del organismo necesarias para mantenernos vivos y reproducirnos. También se le llama autónomo porque actúa con independencia de nuestra voluntad.

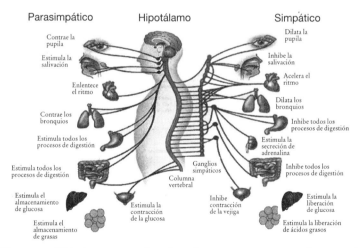

Figura 2. El balance entre los dos sistemas autónomos de control está regulado por determinadas áreas de nuestro cerebro y en especial por el hipotálamo. Se muestran las principales acciones de los dos sistemas vegetativos.

El sistema nervioso autónomo consta de dos grandes partes que son como el Yin y el Yang de nuestra fisiología: el sistema nervioso parasimpático y el sistema nervioso simpático. Ambos utilizan nervios y mediadores químicos diferentes y cada cual controla determinadas funciones corporales.

El sistema nervioso parasimpático se encarga de controlar todo lo que tiene que ver con el mantenimiento diario de nuestro organismo. Es la calma, el sosiego, la tranquilidad, la oscuridad y el sueño. La imagen de una persona en la que predomine el tono parasimpático es la de alguien haciendo la siesta en la penumbra después de comer. Es el que activa los movimientos y secreciones del aparato digestivo para realizar la digestión de lo que se ha comido. Activa los sistemas metabólicos (insulina) para asimilar los nutrientes y para almacenar las reservas de energía en forma de grasa corporal. Su actividad reduce el ritmo cardiaco y la respiración. Aumenta el volumen de sangre que circula por el aparato digestivo y por los órganos internos. Las pupilas se contraen para que entre menos luz. El tono o grado de contracción basal de los músculos disminuye, el organismo se relaja. A lo largo del día nuestro organismo estará bajo la influencia vagal, parasimpática, en los pocos momentos que disfrutemos de reposo, de recuperación tras un esfuerzo físico o mental, durante la digestión de los alimentos, en la calma emocional.

El sistema nervioso simpático se encarga de nuestra defensa ante las situaciones de emergencia. Es la atención, la lucha, la huida, la supervivencia. La imagen de una persona en la que se active el tono simpático es la de alguien que está haciendo la siesta y de repente se produce un seísmo de gran intensidad que lo despierta, salta de su asiento y echa a correr despavorido, buscando salir a la calle lo antes posible. Se suspende la digestión, se acelera el ritmo cardiaco y el de la respiración, las pupilas se dilatan, se eriza el vello de la piel y los músculos reciben mucha sangre cargada de oxígeno y nutrientes, dispuestos para el movimiento de la lucha o de la huida. El cerebro se pone en alerta máxima.

Siempre que corremos se activa el sistema nervioso simpático, porque a través de sus mediadores, adrenalina y noradrenalina, se encarga de modificar las funciones de nuestro organismo para que el ejercicio físico sea eficaz. Esto en la naturaleza significa que la gacela escapa de las garras de la leona o que esta atrapa su comida. Para ello activa unos sistemas y órganos como el corazón, la respiración, la circulación de la sangre en el corazón y los músculos, la provisión de combustibles para la contracción mus-

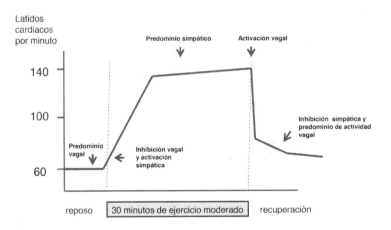

Figura 3. En reposo predomina la actividad vagal (parasimpática). Al comienzo del ejercicio se activa el simpático y se inhibe el parasimpático; se pasa de un estado de relajación (predominio del parasimpático) a un estado de estrés (predominio del simpático). Cuando finaliza el esfuerzo, el cuerpo tiende a recuperar su estado de equilibrio original aumentando la actividad parasimpática (vagal) y reduciendo la actividad simpática.

cular, las hormonas necesarias para regular el movimiento. Por otra parte inhibe aquellas funciones del organismo no necesarias para el ejercicio o que lo entorpecerían, como son las funciones del aparato digestivo: es el corte de digestión que se produce cuando sufrimos un percance o una impresión brusca desagradable.

Continuamente estamos viviendo experiencias y situaciones en las que unas veces predomina el tono parasimpático (sueño, digestión, calma) y otras, el tono simpático (levantarnos de la cama por la mañana, estado de alerta cuando arrancamos el coche, ver venir al jefe hasta nuestra mesa de trabajo). La actividad de ambos sistemas debe estar balanceada para lograr el equilibrio fisiológico y emocional. Pero la vida que solemos llevar en las sociedades desarrolladas provoca que el fiel de la balanza se desequilibre hacia el sistema nervioso simpático, hacia la adrenalina. Las personas que llevan una vida sedentaria, cargada de preocupaciones importantes (o que se lo parecen) y con una mala alimentación viven en una constante situación de actividad simpática. Por su sangre y por sus nervios circulan permanentemente las catecolaminas adrenalina y noradrenalina. Esta situación es la base sobre la que se desarrollan muchas de las enfermedades que hoy día nos agobian a partir de los 40 años de edad y que se asocian al sedentarismo y al estrés.*

Correr de manera habitual y seguir un plan de entrenamiento hace que nuestro organismo necesite una menor activación del sistema simpático para lograr un ejercicio eficaz y contribuye al equilibrio de ese «Yin Yang» del sistema nervioso autónomo. Esto es bueno, como veremos, mientras se está corriendo, pero también oca-

* J. E. Campillo, *El mono estresado*, Crítica, Barcelona, 2013.

siona un beneficio el resto de horas que vivimos sin correr. El entrenamiento sistemático nos proporciona un estado de equilibrio, ya que aumenta el llamado tono del sistema parasimpático y reduce el tono simpático. El resultado final es un organismo con sus fuerzas antagónicas más equilibradas y más protegido contra todo tipo de problemas de salud.

LAS HORMONAS DE LA FELICIDAD

Uno de los mediadores hormonales que se activa con el ejercicio son las llamadas endorfinas: los opioides internos. Desde hace tiempo, los investigadores se sorprendían cuando estudiaban los efectos analgésicos del opio y de la morfina, ya que ambos actúan sobre unos receptores específicos situados en determinadas neuronas. Se preguntaban: ¿cómo es posible que nuestro organismo disponga de receptores para unas sustancias que solo se encuentran en ciertas plantas? La solución vino al conocerse que esas moléculas, que solo pueden penetrar en nuestro organismo por inhalación (opio) o por inyección (morfina), se parecían estructuralmente a unas moléculas endógenas (que están en nuestro organismo). Por eso los receptores de las neuronas cuya misión es aminorar la percepción del dolor sirven tanto para los efectos de las endorfinas como para los de sus parientes vegetales.

Las endorfinas son moléculas que fabrica nuestro organismo y cuya misión fundamental es controlar el dolor. El dolor existe como un mecanismo que nos informa de que algo no va bien. Pero un dolor excesivo puede ser muy dañino para el individuo. Así que ese fino ajuste entre permitir un poco de dolor como señal de alerta y evitar que el dolor sea tan intenso que nos cause la muerte es responsabilidad de las endorfinas. Los adictos a la heroína (derivada de la morfina) tienen inhibida la producción de sus propias endorfinas debido al exceso de la droga. Cuando se suprime la droga, uno de los factores desencadenantes del síndrome de abstinencia es la falta de los opiáceos internos. Al faltar esos limitadores del dolor tanto internos como externos, se produce uno de los componentes del síndrome de privación de la droga, que es una sensibilidad dolorosa excesiva. Hasta el roce de la ropa les causa una molestia insoportable por la falta de endorfinas.

El correr es una de las actividades que más aumentan en nuestro organismo estas hormonas de la felicidad. Cuando corremos habitualmente sus niveles permanecen elevados incluso en el reposo. A mí me ayudaron a aplacar la dependencia de la nicotina que había circulado por mi sangre durante tantos años.

LAS CÉLULAS MUSCULARES PRODUCEN SEÑALES BENEFICIOSAS

La célula muscular, además de servir como un dispositivo capaz de desarrollar fuerza, es un órgano endocrino capaz de producir numerosas sustancias que salen desde el músculo a la sangre y ejercen funciones beneficiosas en el resto del organismo.

Los músculos constituyen la porción más abundante del organismo humano y consumen mucha energía, tanto en reposo como durante el ejercicio. El ejercicio continuado produce cambios en las células musculares que no solo son importantes para la propia función muscular, sino que repercuten en la salud del resto del organismo.

Los músculos entrenados establecen un estado de comunicación permanente con el resto del organismo: sistema nervioso, corazón, depósitos adiposos, hígado, etc. Esto lo consiguen mediante la secreción de mensajeros musculares como son las mioquinas y las citoquinas. Estas potentes sustancias producen beneficios (metabólicos, cardiovasculares, inmunológicos, etc.) para nuestra salud. Los efectos beneficiosos de estas hormonas musculares no se producen mediante ejercicios esporádicos o sobreesfuerzos de fin de semana, como ese partidazo de tenis todos los sábados tras una semana sin movernos. Los beneficios solo se consiguen mediante un entrenamiento sistemático, progresivo y habitual.

LO QUE ES DE COBARDES ES NO CORRER

¿Qué hemos de hacer? Hoy ya no salimos a cazar nuestra comida o a buscar el alimento recolectando raíces en el campo. Pero en las sociedades desarrolladas en las que habitamos tenemos que encontrar la forma de ponernos en paz con nuestro diseño evolutivo y ser capaces de movernos diariamente como cromañones en medio de nuestra sociedad moderna. La solución es la práctica de algún ejercicio diario. Si trotamos o caminamos durante una hora, moveremos masa muscular suficiente como para compensar lo que nos hemos comido a lo largo del día y que ni hemos cazado ni recolectado.

Muchas personas urbanitas reciben cada tarde una clase de aerobic o de *spinning*, o salen a correr durante una hora, o nadan un rato, o montan en bicicleta, o juegan un partido de tenis, baloncesto o fulbito, etc. Ignoran que realmente lo que hacen todos ellos es saldar la deuda de gasto energético muscular por los alimentos que se han comido a lo largo del día y que ni han cazado ni recolectado ni cultivado. Que imitan los movimientos musculares de defensa, de supervivencia, por todas las agresiones que han sufrido al cabo del día (discusión de tráfico, problemas en el trabajo, disgusto por las calificaciones de su hijo) y a las que no han respondido con contracción muscular. Ese ejercicio diario es la forma que tenemos de ajustarnos a nuestro diseño evolutivo. Y la consecuencia más inmediata de esta conducta natural es que ganamos en salud y en felicidad.*

No imaginaba hace veinte años, cuando comencé a correr por motivos de salud, que con esa decisión hacía las paces con mi diseño evolutivo de *Homo sapiens* y me ponía en el mejor camino para ganar salud y ser un poco más feliz. Este libro es consecuencia de aquella decisión.

---

* T. A. Rehn y cols., «Increasing physical activity of high intensity to reduce the prevalence of chronic diseases and improve public health», *The Open Cardiovascular Medicine Journal*, 2013.

2

Correr con eficacia y sin lesiones

EL PLANTEAMIENTO DEL PROBLEMA

Tras tomar la decisión de comenzar a correr por el paseo marítimo de Almuñécar, me fui a una tienda de deportes. Allí me topé con unas zapatillas de colores vistosos y aspecto aerodinámico. Las compré y aquella misma tarde las estrené en mis penosos primeros cuatro kilómetros de trote.

A las dos semanas, coincidiendo con que ya me aventuraba a correr más distancia y a más velocidad, hizo su aparición un discreto dolorcillo en un lado de la rodilla. Al principio no le di importancia, pero pronto advertí que aquello iba a más. Consulté con colegas, acudí a podólogos deportivos y el diagnóstico fue claro. Tenía un defecto de apoyo del pie, lo que se llama un pie pronador; mi gesto biomecánico de apoyo no era correcto y ello repercutía en la articulación de la rodilla y me estaba produciendo una lesión. ¡Vaya! Nada más comenzar ya me tropezaba con el principal problema de los corredores: la lesión.

BIOMECÁNICA DE LA CARRERA

No queda más remedio que conocer un poco los fundamentos de la biomecánica de la carrera para aprender a correr con un gesto más saludable y para que podamos reducir (o evitar) las lesiones.

Correr es básicamente ir dando saltitos rebotando sobre uno u otro pie alternativamente. Cada vez que al final de cada saltito apoyamos un pie en el suelo, la planta del pie, el talón, la articulación de la rodilla y la cadera de la pierna adelantada reciben instantáneamente el impacto equivalente a un saco de 400 o más kilos de peso. Sí, el equivalente a varias veces el peso corporal.

Es una cuestión de física elemental. La fuerza final que golpea nuestras articulaciones depende de la velocidad (la aceleración) con la que impulsemos la pierna. Recuerden del colegio aquello de que la fuerza es igual a la masa (el peso corporal) por la aceleración. Pero ¿cómo es posible que si yo peso 70 kilos caigan sobre mi rodilla 400?

Sucede algo similar a cuando golpeamos con un martillo en una atracción de feria y competimos a ver quién es capaz de elevar un artilugio lo más alto posible hasta conseguir un premio. Si golpeáramos despacio y apenas apoyáramos el martillo sobre el soporte, el dispositivo solo sentiría la fuerza equivalente al peso del martillo (la velocidad o aceleración sería muy pequeña). Pero si elevamos los brazos y dejamos caer el martillo a gran velocidad, la fuerza que actúa sobre el dispositivo equivale a muchas veces el peso del martillo (depende de la aceleración que seamos capaces de imprimirle). Este mismo mecanismo es el que opera sobre las articulaciones de nuestras piernas y pies mientras corremos.

Si corremos a un ritmo normal, esta fuerza de unos

400 kilos cae de golpe sobre nuestras articulaciones unas 80 veces por minuto; 4.800 veces durante una hora. Imaginen durante todo un año de entrenamiento. Si la biomecánica de apoyo es correcta, nuestras articulaciones pueden amortiguar tanta carga porque la evolución las ha diseñado para ese cometido. Ya hemos comentado que somos esencialmente animales trotadores. Pero si padecemos un pequeño defecto de apoyo, entonces esos 400 kilos caen de golpe miles de veces cada día sobre huesos, articulaciones, ligamentos y tendones mal colocados para amortiguar tal sobrecarga y acaban sufriendo. Y cuando una articulación sufre, se inflama, produce dolor e incapacidad funcional y nos manda al dique seco; al reino del ibuprofeno y la fisioterapia (o la cirugía).

Cada persona tiene una forma peculiar de correr. Esto viene determinado por los hábitos adquiridos desde la infancia, los desarrollos musculares particulares, los deportes realizados, los defectos, las lesiones antiguas y hasta las manías. Pero el peor defecto de todos, el que se corrige con más dificultad, es el de creer que nuestra forma de correr es la perfecta.

Recuerdo un caso muy significativo. Entrenaba con cierta asiduidad con un amigo y observaba que en cada pisada producía mucho ruido, como de roce o de arrastre. Se lo comenté muchas veces porque, como explicaré más adelante, la pisada perfecta es la que menos ruido produce, pero me topé contra el muro infranqueable que presentan muchos corredores: que su forma de correr era perfecta, que le iba muy bien y que no estaba dispuesto a modificarla. Un par de años después tuvo que abandonar una media maratón por un dolor en la planta del pie. Le diagnosticaron degeneración de los metatarsianos (los huesos del pie con los que golpeaba contra el suelo en su apoyo incorrecto) y, como es habitual en estos casos, tuvo que convertirse en ciclista.

Todo se puede mejorar en contra de lo que opinan algunos corredores y muchos especialistas. Lo más importante es que seamos capaces de reconocer nuestro defecto y tengamos voluntad de corregirlo. A veces se necesitará una ayuda mecánica en forma de zapatillas especiales o de unas plantillas personalizadas. En todos los casos, con práctica, voluntad e información se puede llegar a adquirir una forma de correr más eficiente y menos lesiva.

ETAPAS Y ELEMENTOS DE LA CARRERA

Para sacar el mayor partido a la actividad de correr debemos de ser capaces de sentir el movimiento de cada parte de nuestro cuerpo mientras corremos. En el aspecto biomecánico deberíamos llegar a ser capaces casi de visualizar cada músculo que se contrae, cada hueso que se comba, cada articulación que se amolda a la sobrecarga. Y para facilitar esa introspección necesaria es muy útil una breve descripción de los cinco elementos fundamentales que componen la carrera.

1. Impulso: Es lo que hace que nos movamos hacia adelante. Para ello hacemos presión sobre la parte media (el metatarso) del pie retrasado y lanzamos hacia delante el otro pie.

2. Fase aérea: El cuerpo describe una curva en el aire. La rodilla de la pierna adelantada, no implicada en la impulsión, sirve a modo de quilla o timón para controlar la buena dirección de nuestro desplazamiento.

3. Amortiguación: El pie delantero toma un primer

contacto con el suelo por su parte central (ni punteras, ni talones) y luego le sigue toda la planta del pie completa. El resto de las articulaciones intervienen en la amortiguación de la fuerza que reciben.

4. Equilibrio: Desde el aterrizaje hasta la nueva impulsión que se realiza inmediatamente, el cuerpo mantiene el equilibrio para estabilizar el centro de gravedad.

5. Colaboración de otras estructuras: La posición del tronco, ligeramente adelantado, y el balanceo rítmico de los brazos a ambos lados de la cintura, juegan un papel importante en la estabilización y la eficacia de la carrera.

El pie humano es una obra maestra de la bioingeniería. Se compone de 26 huesos con sus correspondientes articulaciones, ligamentos, tendones y músculos. Es capaz de realizar amplios y complicados movimientos (hay gente que pinta con los pies), se puede adaptar a cualquier tipo de superficie, soporta la carga de varias veces nuestro peso corporal en carreras, saltos y transporte de cargas.

El pie posee una rica inervación sensitiva y motora. Tiene tantas terminaciones nerviosas como los genitales o los labios, y todos hemos tenido experiencia de ello a través de las cosquillas en las plantas de los pies. La piel que recubre la planta del pie es capaz de recoger gran cantidad de información sobre la superficie del piso. Esto se desarrolló durante nuestro pasado paleolítico, cuando nuestros ancestros tenían que correr descalzos con la piel endurecida para salvarse o atrapar la presa que perseguían durante días. Las terminaciones nerviosas del pie permiten corregir las irregularidades del suelo, captar la más pequeña piedra, los desniveles, la temperatura.

El pie soporta todo nuestro peso apoyándose en tres puntos que forman el llamado trípode plantar: talón por detrás, cabeza del primer metatarsiano (hueso que hay en la base del dedo pulgar) por dentro y cabeza del quinto metatarsiano (hueso en la base del meñique) por fuera. Descálcese y tóquese esos resaltes en la planta del pie. Comience por conocer al detalle el utensilio fundamental de la carrera.

La planta del pie forma una bóveda que soporta la enorme fuerza que se ejerce sobre el pie en cada zancada y que ya vimos que puede llegar a ser de tres a cinco veces mayor que el peso corporal del individuo. Se comprende con todo lo dicho la importancia de tener un apoyo correcto mientras corremos para evitar las lesiones.

TIPOS DE PISADAS Y SUS PROBLEMAS

No voy a darles una lección de podología deportiva para lo cual no estoy capacitado y además les resultaría muy aburrida. Hoy existen buenos profesionales a los que pueden y deben consultar si notan algún defecto de apoyo o dolorcillo cuando corren. Los especialistas disponen de máquinas muy sofisticadas capaces de analizar e informatizar con detalle nuestra pisada. Pero creo que al menos deben conocer los conceptos fundamentales del apoyo normal y sus variaciones.

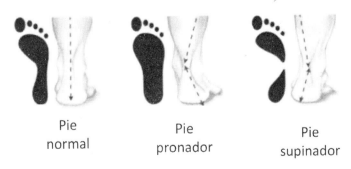

Pie
normal

Pie
pronador

Pie
supinador

Figura 4. Principales tipos de pisadas.

1. Pie normal: Es la pisada biomecánicamente correcta. Es una suerte si lo posee y debe cuidar ese tesoro.

2. Pie pronador: Es el defecto más frecuente. Es una tendencia a exagerar el movimiento de inclinación hacia dentro de los tobillos y se llega a apoyar en el suelo la parte interna del talón. Las suelas de las zapatillas se desgastan más por dentro. El problema es que este exceso de rotación interna del pie se transmite al hueso de la pierna, la tibia, y esta encaja mal en la articulación de la rodilla. En vez de hacer contacto plano con el fémur, lo hace solo en una esquina de la llamada meseta tibial. Las lesiones que puede acarrear si se trota con este defecto (este era mi caso, como ya les conté) incluyen: condromalacia de la rótula, síndrome tibial medio y posterior y tendinitis del tendón de Aquiles (el del talón). En fin, dolor, incapacidad funcional y reposo con antiinflamatorios.

3. Pie supinador: El tobillo está arqueado hacia afuera con respecto al eje de la pierna. Puede producir problemas como el síndrome de la banda tibial, la fascitis plantar y la tendinitis aquilea.

4. Pie egipcio: Es lo más corriente. Es cuando el dedo gordo es más largo que el resto de los dedos.

5. Pie griego: El dedo índice es el dedo más largo del pie. No plantea problemas de apoyo, pero sí en la elección de una zapatilla adecuada.

6. Pie cavo: Con arco plantar excesivamente pronunciado. Los portadores tienen tendencia a desarrollar fascitis plantar por irritación del tejido blando de la planta del pie y tendinitis aquilea.

7. Pie plano: No existe bóveda plantar. Es muy conveniente utilizar una plantilla correctora.

LAS ZAPATILLAS

Desde que Nike inventó la zapatilla moderna en 1972, la industria de fabricación del calzado deportivo no ha parado de innovar sus diseños y de incorporar a sus modelos los materiales más sofisticados y los avances más novedosos de la tecnología informática. Pero la realidad es que por mucho que se esfuercen con la propaganda no existe ninguna zapatilla perfecta que nos haga correr como volando y sin lesiones. Por el contrario muchas de las lesiones que padecen los corredores son ocasionadas por el uso de unas zapatillas incorrectas para su tipo de pisada.

Las zapatillas para correr tienen unas características que hay que conocer y comprender para saber qué es lo que estamos utilizando.*

1. Amortiguación: La incorporación de materiales como espuma de aire y geles ha permitido la fabricación de unas zapatillas de gran amortiguación, de esas que cuando las calzas parece que vas flotando sobre el suelo. Por su propia estructura suelen ser zapatillas blandas que amortiguan muy bien la pisada, pero que sujetan mal el pie. Estas zapatillas son muy adecuadas para aquellos que tengan una pisada normal o con un defecto muy leve, pero no son adecuadas para aquellos que tienen un defecto en la pisada, que son la mayoría de los corredores. En especial el problema es grave en los superpronadores.

A la hora de elegir la amortiguación de la zapatilla debemos asegurarnos de que tengan un *drop* menor de 6 mm. Se llama *drop* a la diferencia del grosor de la amor-

* American College of Sport Medicine, «Selecting and effectively using running shoes», 2011. <*www.acsm.org*>.

tiguación en el talón con respecto a la amortiguación en la parte delantera del pie.

2. Estabilización: Es el intento de conciliar en la zapatilla la amortiguación y el control de la pisada. Las zapatillas con estabilización de la pisada son más rígidas para sujetar el pie, pero con un grado elevado de amortiguación. Son adecuadas para aquellos con un defecto de pisada como los pronadores. Suelen tener una ligera elevación en el borde interno de la entresuela, que impide que el pie se venza hacia dentro en el apoyo, que es lo que les ocurre a los pronadores.

3. Control de movimiento: Esta característica se ha desarrollado para corregir la pronación severa. Son zapatillas rígidas para impedir que el pie se mueva hacia los lados y tienen un prominente resalte en la parte interna de la entresuela. Cuando las calzas dan la sensación de dureza y rigidez que recuerda un poco las botas de esquí o de alta montaña. Son idóneas para corredores con más peso y defectos graves de apoyo. Estas son las que yo utilizo y nunca he vuelto a tener problemas. El inconveniente es que son muy pesadas, pero eso no es grave para los que no pretendemos conseguir marcas.

4. Zapatillas de entrenamiento: Son unas zapatillas más ligeras, también las hay con control de pronación. Se pueden utilizar en entrenamientos cortos, en entrenamientos interválicos, en cintas del gimnasio. Algunos corredores las utilizan en competiciones.

5. Zapatillas de competición: Son modelos muy ligeros con un diseño específico para competir en carreras. No deben utilizarse para entrenar y solo deben usarse ocasionalmente.

6. Zapatillas todoterreno: Son modelos para correr por caminos y senderos de montañas, sobre barro resbaladizo y bajo la lluvia.

7. Las suelas: Debemos elegir suelas de gran resistencia al desgaste por abrasión, con un dibujo que permita un buen agarre a superficies húmedas para evitar resbalones (ojo con las zonas de avituallamiento en las carreras). Hoy día se fabrican con los materiales más resistentes que existen, los mismos que los neumáticos de Fórmula 1 o los chalecos antibalas.

8. Entresuela: Técnicamente es la parte más importante de la zapatilla para el corredor. En ella se encuentran los elementos de amortiguación (geles, líquidos, elastómeros) y las compensaciones del apoyo. Las buenas entresuelas tienen que poseer gran resiliencia, que es la propiedad de cualquier material elástico de volver a su forma original tras la deformación.

En general hay que tener en cuenta que la zapatilla tiene que ser algo muy personal. La zapatilla que es buena para tu amigo o amiga no tiene por qué ser buena para ti. Cuando vayas a comprar una zapatilla hazlo al atardecer. A esa hora del día el pie está más dilatado, como si hubieras corrido unos kilómetros. Y debes probarlas con los calcetines que utilizas habitualmente para correr. La punta de los dedos de los pies no debe rozar nunca con la parte delantera de las zapatillas; es mejor que sobre medio centímetro.

Hoy día una opción excelente para aquellos que tengan graves defectos de apoyo o en la estructura del pie es la utilización de plantillas personalizadas. El podólogo deportivo puede realizar un estudio completo informatizado de los defectos del apoyo y fabricar, también por métodos informáticos, una plantilla adaptada a cada caso. Esto tiene la ventaja de que puedes comprar la zapatilla que más te guste y colocarle dentro tu plantilla personal. No se fíen de las plantillas estándar que se exhiben en los expositores de farmacias y ortopedias.

En los últimos tiempos a la gente le ha dado por comer crudo y por correr descalza. Y eso que la tradición popular, y lo que reiteraba continuamente mi abuela Pura, advierte en el refrán: «Ni comas crudo, ni andes con el pie desnudo». Dentro de esta moda, está surgiendo una tendencia entre algunos corredores que promueven el llamado estilo minimalista, que consiste en correr descalzo o con una especie de calcetín rígido denominado zapatilla minimal. Argumentan a favor de la novedad que muchas de las lesiones de los corredores se deben fundamentalmente a que no permitimos que los músculos y demás estructuras del pie hagan aquello para lo que están diseñados por la evolución.

Es cierto que los pies humanos están diseñados para correr sin zapatillas. Nuestros antecesores paleolíticos corrían tras la caza a pie desnudo. Pero eso lo hacían desde que daban sus primeros pasos en la infancia, así que sus pies estaban entrenados, fortalecidos y con la piel curtida. Pero hoy en día, desde que el niño da los primeros pasos, sus abuelos le regalan unas zapatillas «superguay» de alta amortiguación, con chip antiimpacto y gel amortiguador. Y desde ese momento los pies comienzan a reblandecerse. Hay que reconocer que nuestros pies modernos y protegidos desde los primeros pasos no están adaptados para permitirnos recuperar, en unas pocas semanas de entrenamiento, una pisada paleolítica desnuda.

Si alguien quiere trotar descalzo necesitará un largo periodo de entrenamiento para adaptar sus pies al minimalismo. Pero una alternativa muy beneficiosa, en opinión de muchos expertos, es el caminar o correr descalzos, de vez en cuando, sobre terrenos adecuados como la hierba del campo (sin cristales rotos ocultos) o la arena de la playa para fortalecer los músculos y la estructura del pie, pero luego correr y participar en las carreras bien calzado.* Este hábito de correr descalzo de vez en cuando se debería incorporar al entrenamiento de todo corredor, ya que permite que el pie desarrolle músculos que le van a dar más estabilidad y se permite al pie potenciar su sentido de propiocepción, que es la capacidad de las estructuras del pie de percibir las variaciones de presión a consecuencia del apoyo.

Para aquellos convencidos de que hay que aproximarse a la pisada «paleo» de nuestros ancestros, pero no se atreven a ir descalzos, las principales empresas han lanzado al mercado unas zapatillas muy ligeras de suela muy fina; en muchos modelos son casi un calcetín grueso incluso con dedos como si fuera un guante de pie. Pueden ser más peligrosas que ir descalzos, ya que uno se confía y, sin embargo, ofrecen muy poca defensa frente a objetos puntiagudos, trozos de cristales, clavos y frente a golpes con piedras u otros obstáculos que encontremos. Muchas marcas incluso indican en sus zapatillas el llamado número TRC o grado de minimalismo de unas zapatillas. Puede haber modelos desde un TRC del 95 %, que son como unas chanclas de las que se sujetan con una tira entre los dedos hasta zapatillas muy ligeras con un TRC del 50 %.

No todo son ventajas en el minimalismo. En Estados Unidos han aumentado mucho los problemas en los corredores a consecuencia de esta moda. Estudios muy recientes realizados en corredores voluntarios que corrían

* N. Tam y cols., «Barefoot running: an evaluation of current hypothesis, future research and clinical applications», *British Journal Sport Medicine*, 2014. <*http://bjsm.bmj.com*>.

descalzos o calzados han puesto de manifiesto que correr descalzo no aporta ninguna ventaja biomecánica y que tampoco evita las lesiones. Incluso en algunos casos las incrementa respecto a correr calzados. Ojo con las modas.

Recuerdo cómo un colega corredor estaba muy preocupado por encontrar una zapatilla minimalista con el fin de rebajar algo los 300 gramos de peso de sus zapatillas normales, pero no se ocupaba en absoluto de los cinco kilos de grasa extra que llevaba colgando en la barriga.

LA CARRERA EFICAZ Y SALUDABLE

Existen tantas maneras de correr como corredores. La gente se pone a correr como puede, por instinto. Corremos como aprendimos en los juegos infantiles, en el colegio y como nos permite nuestra estructura ósea y muscular. Pero, como en cualquier otro deporte, una buena técnica es imprescindible para disfrutar de la actividad y evitar las lesiones. Analicemos cómo debe ser un trote correcto.

1. Flexibilidad

Hay que desarrollar una buena flexibilidad de las estructuras que intervienen en la carrera (músculos, tendones, ligamentos y articulaciones). El envejecimiento y el sedentarismo nos vuelven rígidos. Por eso es importante dedicar en nuestro programa de entrenamiento semanal unos pocos minutos para practicar los ejercicios de flexibilidad que se describirán en el capítulo correspondiente. Estos minutos mejorarán mucho la eficacia de nuestra manera de correr y de nuestra salud general.

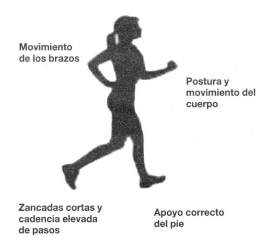

Movimiento de los brazos

Postura y movimiento del cuerpo

Zancadas cortas y cadencia elevada de pasos

Apoyo correcto del pie

Figura 5. Principales elementos de control para una carrera perfecta.

2. Postura adecuada

La eficiencia de la carrera depende en gran parte de la postura corporal que adoptemos mientras corremos. La parte superior e inferior del cuerpo deben ejecutar movimientos sincronizados para distribuir el esfuerzo.

Se debe evitar trotar con el cuerpo demasiado inclinado hacia delante. Esta es una tendencia que aumenta cuando nos vamos cansando. Hay que mantener la espalda erecta y la cabeza alta. Debemos tirar de los hombros y de la cabeza hacia arriba. Es útil imaginar que corremos como si fuéramos muñecos articulados que penden de una cuerda sujeta a la parte superior de la cabeza.

Hay que evitar que los brazos se muevan demasiado y no deben cruzarse por delante del cuerpo, los codos deben mantenerse hacia atrás. Las manos deben flotar cerca de las costillas, cerradas en un puño sin tensión.

3. Movimiento de las piernas

Hay tres aspectos esenciales en este importante punto.

I. Se deben evitar las zancadas demasiado largas y procurar no flexionar en exceso las rodillas. Esto que los anglosajones denominan *over-striding* es la principal causa de lesiones en tendones y rodillas en corredores. Hay que apoyar los pies debajo del cuerpo, no delante del cuerpo. Cuando corremos correctamente los talones siempre están fuera de nuestra vista, ya que los pies deben moverse siempre debajo del cuerpo. Es mucho más saludable correr a pasitos cortos.

II. El pie lanzado hacia delante debe apoyar primero sobre la parte delantera y media de la planta del pie. Evitar apoyar lo primero la puntera o el talón. La pisada debe ser lo más suave posible, con el menor impacto que se pueda contra el suelo. Un indicador muy bueno de la calidad de nuestra pisada es el ruido que hacemos al pisar. Si hay mucho ruido, bien de arrastre o bien de golpeteo, es que no lo hacemos bien.

III. A la vez que se acorta la zancada hay que aumentar la cadencia del paso. Un velocista olímpico corre los cien metros con menos de 50 pasos (unas zancadas de dos metros). Un fondista de élite tiene una zancada de metro y medio. Pero una persona normal, cuando corre, debe tener una zancada que no supere los 70 a 100 cm (según longitud de las piernas). Los pasos más largos en corredores no profesionales implican más lesiones y más gasto de energía. En la carrera recreacional lo mejor es mantener una cadencia de 85 a 90 pasos por minuto, lo que equivale a unas 160 a 180 pisadas por minuto. Este ritmo debe incluso aumentarse cuando bajamos una cuesta. Cuesta abajo lo que más protege nuestras articulaciones es establecer una especie de «trotecillo de geisha», con pasitos muy cortos y rápidos. Para habituarnos a un ritmo correcto de pisada, lo mejor es contar de vez en cuando las pisadas que damos durante 15 segundos y multiplicar por cuatro. Les cuento mi truco: graben música con ese ritmo para escucharla mientras entrenan. A modo de ejemplo prueben con el rock «Popotitos».

4. Escuchar al cuerpo

El aprendizaje que supone el entrenamiento habitual nos va enseñando a escuchar y a entender los mensajes que nos lanza nuestro cuerpo. Debemos atender sus demandas. Más adelante daremos las claves para conocer el idioma que hablan las diferentes partes del cuerpo.

5. Concentración mental

Ya profundizaremos en el tema en el capítulo correspondiente, pero se corre más con el cerebro que con las piernas. El cerebro lleva las riendas y el control de nuestro esfuerzo mientras corremos. Debemos mantener durante la carrera nuestra mente concentrada y un estado de relajación, como explicaremos más adelante.

6. Ritmo respiratorio

Hay que controlar la mecánica de los movimientos respiratorios y el ritmo respiratorio. Fomentar la respiración abdominal como se comentará, más que la respiración costal. Una buena respiración, además de evitar la fatiga, sirve para prevenir los temidos flatos.

7. Experimenta

Debemos adoptar una actitud de aprendizaje permanente. Algunos días entrenaremos con aparatos (pulsómetros, GPS, fotografías) que nos permitirán adquirir detalles de nuestra técnica y evidenciar los defectos (pedir a un familiar que nos fotografíe con el teléfono móvil o saque un vídeo mientras corremos). Debemos entrenar sobre diferentes tipos de pisos (hierba, tierra, caminos pedregosos, asfalto, cemento de las aceras), así acostumbraremos nuestros pies a los diferentes grados de dureza e irregularidades del suelo. De vez en cuando podemos correr descalzos un trecho. Debemos aprender de todos esos datos y de nuestras sensaciones y marcas que vayamos logrando. Con toda esa información podremos conocernos cada vez mejor y correr con más salud y más eficacia.

CUIDADO DE LOS PIES

Nuestros pies y nuestras zapatillas necesitan atenciones de mantenimiento y de higiene para que no nos causen problemas y nos permitan disfrutar de muestra actividad deportiva con salud y eficacia. Son muchos los problemas a los que están expuestos los pies de un corredor, pero casi todos centramos nuestra atención en articulaciones, ligamentos y tendones. Sin embargo, a veces, una simple rozadura, una uña infectada o unos hongos nos ocasionan molestias o dolor y nos obligan a adoptar una pisada defensiva al correr, que provoca un defecto de apoyo y a la larga puede ser la causa de una lesión articular.

1. Ampollas

Se originan por el roce constante de la piel del pie contra los calcetines y el calzado. Hay una gran susceptibilidad individual ya que hay pieles más sensibles al roce que otras. En todos los casos el problema se acrecienta cuando el sudor empapa los calcetines, dificulta el deslizamiento de la piel sobre el calzado y crea las fricciones. La mejor prevención es embadurnar el pie con vaselina (corriente, de supermercado) antes de ponernos los calcetines. Cuando se forma la ampolla, se debe pinchar la burbuja formada para vaciar el líquido, mediante un alfiler o aguja desinfectados, cortar o arrancar la piel suelta (no duele), untar de Betadine y tapar con una tirita.

2. Durezas

Se producen por la acumulación de capas sucesivas de piel muerta en las zonas del pie sometidas a mayor roce o presión. Si son graves y causan dolor hay que acudir al podólogo. Si son leves podemos intentar eliminarlas aplicando cremas desfoliantes que venden en las farmacias. Nunca cortarlas con una cuchilla.

3. Uñero o uña incarnada

Es cuando la uña, en su crecimiento constante, se va clavando en la carne (in-carnada significa dentro de la carne). Es un problema muy frecuente en el corredor y que nos puede causar dolor y se puede infectar. Lo mejor es cortarse bien las uñas para que no queden picos sueltos que se puedan clavar al crecer. Si hay infección se debe acudir al podólogo. No es por asustar, pero en mi experiencia médica he visto un caso de tétanos en una señora a causa de una uña incarnada.

4. Hematomas subungueales

Cuando llevamos algún tiempo corriendo es bastante frecuente observar cómo comienza a acumularse debajo de las uñas de los dedos del pie, con más frecuencia en los pulgares, una masa oscura, azulada, que incluso levanta la uña. Es sangre que se acumula porque la presión de la pisada rompe pequeños vasitos de sangre debajo de las uñas. Todo corredor que no tenga cuidado sabe que su destino es ir perdiendo uñas con el entrenamiento. Afortunadamente la uña que se cae vuelve a salir. Un corte de uñas adecuado evita con frecuencia el problema.

5. Los hongos

Los pies y las zapatillas suelen acumular humedad y esto es una buena condición para el desarrollo de hongos. En muchos casos su única manifestación es el olor desagradable de los pies y de las zapatillas. En otros casos, como en el llamado pie de atleta, los hongos pueden ocasionar heridas entre los dedos de los pies que producen dolor. La prevención es eficaz mediante la limpieza y el secado tanto de los pies como de las zapatillas. Una medida, si observamos algún olor raro en el calzado, es secar bien las zapatillas, espolvorearlas con algunos polvos antifúngicos y dejarlas un par de días a oscuras.

ALGUNOS PROBLEMAS FRECUENTES

Vamos a describir algunas de las lesiones y problemas que con más frecuencia afectan a los corredores y trotadores y sugeriremos algunas sencillas medidas de prevención. Aunque es recomendable acudir a algún profesional, ya que lo que más incapacita a un corredor suelen ser las pequeñas lesiones mal curadas.

1. La fascitis plantar

Es la inflamación de todo el tejido fibroso que cubre por debajo los huesos del pie, como si fuera una plantilla natural. Suele ocasionar un dolor en planta y en talón, que es más frecuente al iniciar la marcha por la mañana al levantarnos de la cama o después de estar un rato sentado. Es bastante frecuente y su prevención y tratamiento puede necesitar la elección de una zapatilla más adecuada o el uso de plantillas personalizadas. Para su prevención son de gran utilidad los ejercicios de flexibilidad y fortaleza de la musculatura y de la estructura del pie. Cuatro ejercicios esenciales para realizar mientras vemos la tele son los siguientes:

I. Flexión de los dedos: Con el pie desnudo y sentado sobre una silla, apoyar ambos pies en el suelo y presionar los dedos del pie contra el suelo mientras los tobillos permanecen inmóviles. Mantener la presión durante tres segundos, relajar y volver a repetir hasta diez veces en cada sesión.

II. Arrugar la toalla: Comenzar sentados y descalzos con los pies encima de una toalla. Poco a poco agarrar la toalla con los dedos de los pies haciendo que la toalla se vaya acercando a nosotros. Una vez que llegue al final, desarrugar la toalla en la dirección opuesta. Realizar dos veces con cada pie.

III. Levantar un lápiz: Sentados y descalzos con los pies apoyados en el suelo. Colocar un lápiz en el suelo, agarrarlo con los dedos de un pie y levantarlo del suelo. Mantener el lápiz en alto durante tres segundos. Repetir varias veces con cada pie.

IV. Caminar sobre las punteras: Caminar sobre las puntas de los pies durante 15 segundos. Descansar 15 segundos y repetir el ejercicio cuatro veces.

2. Síndrome de la cintilla isquiotibial

Esta fue la lesión que tuve por comenzar a correr con una zapatilla inadecuada. La extensión y flexión continuada de la articulación de la rodilla cuando se hace un apoyo defectuoso ocasiona un dolor característico sobre todo en la parte lateral de la rodilla.

En cuanto aparece el dolor hay que dejar de correr y acudir a un podólogo deportivo para que nos diagnostique si tenemos un defecto de pisada y nos indique cómo corregirlo. Además de los antiinflamatorios, algunos ejercicios van bien para aliviar el dolor.

I. Estiramiento del glúteo mayor: Tumbado, con una pierna estirada sobre el suelo, flexionar la otra lo más que se pueda sobre la barriga con ayuda de las manos.

II. Fortalecimiento de isquiotibiales: De rodillas sobre una colchoneta, con las manos atrás, sujetar los pies para que no se levanten del suelo (puede ayudarnos alguien), inclinar el cuerpo recto hacia delante y mantener la postura unos segundos.

3. Distensión o rotura fibrilar

A veces por un movimiento demasiado brusco o excesivo se pueden romper de manera total o parcial algunas fibras musculares, lo que ocasiona un dolor agudo y repentino. La mejor prevención es evitar realizar cualquier movimiento brusco sin un calentamiento previo. Cuando ocurre, el tratamiento es el reposo, los antiinflamatorios y la fisioterapia.

4. Tendinitis aquileas y rotulianas

Estas lesiones se pueden producir por defectos de apoyo y por realizar esfuerzos excesivos sin calentamiento previo y la tendinitis rotuliana se produce con frecuencia por correr cuesta abajo de manera incorrecta, sobre todo en terreno irregular. Hay que acudir al especialista.

5. Esguinces

Son las lesiones que afectan a los ligamentos, que son las estructuras fibrosas que sujetan los huesos que forman las articulaciones (distensión o rotura parcial o total). Se siente un dolor intenso tras una torcedura de la articulación o un mal apoyo, con inflamación, dolor y hasta un leve hematoma. La prevención incluye evitar terrenos muy irregulares, no usar zapatillas demasiado blandas y practicar ejercicios de fortalecimiento del talón. El tratamiento es médico y suele requerir férula. Un esguince mal curado es un problema para toda la vida. Por eso, si nos ocurre, lo mejor es atender las recomendaciones del traumatólogo y dejar de correr una temporada hasta conseguir el alta médica.

6. Contracturas y calambres

Ambos obedecen a que un músculo sufre una contracción violenta, involuntaria y persistente que ocasiona dolor intenso. La diferencia entre contracturas y calambres depende de la duración de la contracción muscular. Las contracciones más frecuentes se producen en los gemelos (porte posterior de la pantorrilla) y en el cuádriceps (parte delantera del muslo). La prevención incluye evitar esfuerzos excesivos, descansar adecuadamente entre entrenamientos, corregir defectos biomecánicos y evitar los cambios de ritmo bruscos (el típico calambre del esprín al final de una carrera).

7. Agujetas

Estos dolores en los músculos que se perciben como pinchazos (de ahí el nombre) no se deben a ningún depósito de cristales de ácido láctico, como se sigue insistiendo desde algunos sectores. La agujetas son la consecuencia de microtraumatismos de la estructura muscular tras la realización de esfuerzos excesivos, en músculos que no se han preparado mediante un entrenamiento adecuado. La prevención consiste en evitar los esfuerzos para los que no estemos entrenados y el tratamiento es el reposo activo (movimientos ligeros y estiramientos leves) y los antiinflamatorios.

8. Incontinencia urinaria

Este es uno de los problemas que suele presentarse en mujeres corredoras. Se debe a una debilitación progresiva de la musculatura del suelo pélvico, que lo forman el conjunto de músculos que cierran por abajo ese cilindro que es nuestro cuerpo. La prevención se realiza mediante ejercicios de fortalecimiento del suelo pélvico. El más sencillo y eficaz es sentarse cómodamente y tensar los músculos pélvicos como si se quisiera cerrar el ano (imaginar que tenemos una diarrea y queremos evitar que se escape líquido), mantener unos segundos la contracción y soltar. Repetir con frecuencia a lo largo del día.

TRATAMIENTOS

La mayor parte de las lesiones no se producen de un día para otro. Son más bien consecuencia de microtraumatismos repetidos a lo largo de varios días. Continuamente se producen pequeñas lesiones en diversos lugares de nuestro organismo como consecuencia de nuestra actividad diaria deportiva o no. Normalmente esos pequeños inconvenientes los repara el propio organismo sin que apenas lo advirtamos. El problema surge cuando la frecuencia de estas microlesiones sobrepasa la capacidad de reparación de nuestro organismo y se acumulan y se transforman en lesión. Cuando esto ocurre el organismo nos alerta mediante la inflamación y el dolor. Si no hacemos caso de los avisos de nuestro organismo se puede llegar a producir una lesión degenerativa de más difícil tratamiento.

Aquí juega un papel muy importante la edad del corredor. En la juventud la capacidad de regeneración de nuestras células es elevada y apenas aparecen problemas degenerativos. Las microlesiones se reparan solas de un día para otro. Con el paso de los años nuestro organismo va perdiendo esta capacidad reparadora y hay que estar más atentos a los desgastes y a las microlesiones.

Hay algunas medidas que son de utilidad, aunque siempre se debe acudir a un profesional. Insisto, las pequeñas lesiones mal curadas nos pueden llevar al dique seco.

1. Medidas no medicamentosas

Entre ellas están el reposo, la inmovilización del miembro afectado, la hipotermia o aplicación localizada de hielo envuelto en un paño, elevación de la parte afectada y compresión con vendajes.

2. Fármacos antiinflamatorios no esteroideos

Entre ellos son populares la aspirina y el ibuprofeno. El paracetamol calma el dolor, pero tiene poca acción antiinflamatoria. Hay que tener precaución con la utilización de estos remedios, ya que si los consumimos en exceso camuflaremos las señales de aviso que nos envían las estructuras dañadas y podemos agravar el problema y retrasar la curación de una lesión. Lo correcto es tomar algún remedio ante un dolor, pero si tras un día de tratamiento el dolor persiste, hay que ir a consultar con un médico.

3. Rehabilitación mediante fisioterapia

Hoy en día las clínicas especializadas disponen de medios técnicos que pueden corregir, reparar y restablecer la función de las estructuras lesionadas y ayudar mucho en la recuperación. Pero siempre hay que recurrir a profesionales titulados.

4. Condroprotectores

La artrosis es la enfermedad articular más frecuente que puede aparecer en cualquier articulación, asociada o no a la práctica de algún deporte. Este riesgo se acrecienta con la edad. Se afecta la almohadilla de cartílago que protege del roce de un hueso con otro. Se manifiesta, en general, por rigidez de las articulaciones al despertar y dolores o molestias al efectuar movimientos. Pueden imposibilitar la realización de tareas cotidianas y dificultar la práctica de actividades deportivas.

Cuando la situación es grave, requiere tratamiento médico especializado que puede llegar hasta la cirugía. Pero en circunstancias más leves se suele recurrir a los llamados protectores o regeneradores de cartílago como la glucosamina, el sulfato de condroitina o el cartílago de tiburón y diversas vitaminas. Existe una gran diversidad de opiniones respecto a la utilidad real de estos productos.

Hay que decir que su consumo normal apenas puede desencadenar daños a la salud. Posiblemente su mayor virtud resida en que estos productos nos aportan aminoácidos y componentes de la estructura del cartílago que no abundan en los alimentos habituales. Así proporcionan a nuestro organismo los ladrillos fundamentales con los que la propia articulación pueda reconstruir su estructura, junto con otras medidas terapéuticas científicamente contrastadas.

3

Cómo entrenar nuestro corazón

LA PARADOJA DEL YOGA

Una de las teorías más antiguas del yoga establece que cada uno de nosotros venimos al mundo con un saldo de latidos de nuestro corazón, que vamos gastando a lo largo de nuestra existencia. Si llevamos un estilo de vida apresurado y cargado de preocupaciones, nuestro corazón latirá más deprisa, gastaremos antes nuestro saldo de latidos y en el momento en que consumamos nuestra última contracción cardiaca, nos moriremos. Pero si, como recomiendan los preceptos del yoga, nuestra vida se rige por la meditación, la calma, la ausencia de preocupaciones y el desapego de las cosas materiales, entonces nuestro corazón latirá más pausadamente y el saldo de latidos alcanzará para más años de vida.

En este momento la mayoría de los lectores pensarán que, según las teorías del yoga, no debemos ponernos a correr. Cuando lo hacemos se acelera nuestro ritmo cardiaco y despilfarraremos el saldo vital por las calles y parques de nuestra ciudad. Pero este no es un planteamiento correcto. Realmente el correr cada día nos ahorra latidos cardiacos. Se lo voy a exponer utilizando como ejemplo mis datos personales y luego cada cual que haga sus propios cálculos.

Cuando yo era fumador y sedentario tenía una frecuencia cardiaca en reposo de 80 latidos por minuto (a veces incluso más), es decir, mi corazón latía 4.800 veces cada hora, 115.200 veces al día. En un año consumía la friolera de más de 42 millones de latidos. Esto suponía un gran despilfarro cardiaco y según las teorías del yoga a ese paso pronto me hubiera quedado sin saldo.

Al cambiar mi estilo de vida y comenzar a correr, mi corazón comenzó a adaptarse al entrenamiento y hoy late a 50 latidos por minuto en reposo (en algunos momentos del día menos, incluso). Esto significa 3.000 latidos por hora, 72.000 latidos cada día y unos 26 millones de latidos al año. El número de latidos anuales se ha reducido casi a la mitad. ¡Qué gran ahorro de mi saldo cardiaco gracias al entrenamiento!

Pero ustedes se preguntarán: ¿Y qué pasa con los latidos que se gastan mientras corro? Vamos a hacer las cuentas. Una hora corriendo con tranquilidad, a 120 latidos por minuto, supone un incremento respecto a mi ritmo cardiaco normal de $120 - 50 = 70$ latidos por minuto extras durante la hora que corro cada día. Si asumimos que salgo a correr unos 300 días al año (corro casi todos los días), esto supone $70 \times 60 \times 300 = 1.260.000$ latidos extras gastados por la carrera. Vemos que es una proporción muy pequeña, que suma algo más de un millón de latidos a los 26 millones calculados antes. Aun da una cifra muy por debajo de los 42 millones que consumía al año cuando era sedentario y fumador.

El yogui puede estar tranquilo: el correr ahorra latidos cardiacos. Y la explicación de esta paradoja es que, cuando realizamos un entrenamiento correcto, además de entrenar los músculos de las piernas, también entrenamos ese otro músculo que es el corazón.

EL MOTOR CARDIACO

El corazón es un músculo muy parecido a cualquiera de los otros músculos del cuerpo, pero diseñado para realizar un trabajo constante durante toda la vida. Por eso tiene una enorme capacidad metabólica, con muchas mitocondrias (unos orgánulos que están dentro de las células y que son las plantas productoras de energía), que casi representan el 25 % de la masa muscular y una densa red de capilares sanguíneos (más de 2.000 capilares por mm^3) que garantizan el abastecimiento de oxígeno y nutrientes al músculo cardiaco.

Una peculiaridad del corazón es que es hueco y no se sujeta a ningún hueso. Dentro del músculo cardiaco hay unas cavidades que son las aurículas y los ventrículos, que se llenan y se vacían de sangre alternativamente con cada relajación (diástole) y en cada contracción (latido, sístole) de este músculo tan particular.

Mediante su movimiento constante, el corazón hace circular la sangre por todo nuestro organismo a través de un sistema complejo de tuberías (arterias, venas, capilares) que constituyen el sistema circulatorio. Al igual que sucede con las conducciones de agua en nuestras casas, la sangre debe circular dentro de las arterias con una presión adecuada; es lo que se denomina la presión arterial.

El corazón bombea la sangre para llevar los nutrientes, las hormonas y el oxígeno a cada rincón de nuestro orga-

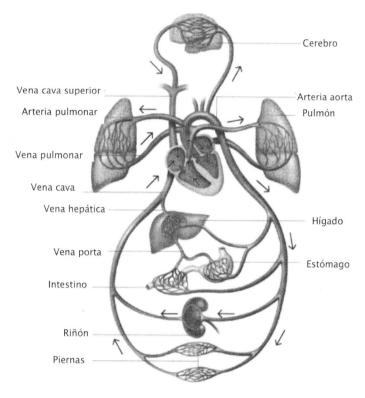

Figura 6. Sistema circulatorio.

nismo, a cada célula y retirar los desechos metabólicos y el CO_2 producido para ser eliminados por el riñón o por el aparato respiratorio. La sangre también distribuye el calor por todo el cuerpo para mantener la temperatura adecuada.

Mientras usted lee estas líneas, en reposo, su corazón se contrae con una frecuencia pausada, justo lo necesario para atender a las necesidades basales de su organismo. Pero si de repente se acuerda que tiene una taza de café calentándose en el microondas, suelta el libro y corre hasta la cocina, en ese momento sus músculos exigen un mayor aporte de metabolitos y de oxígeno para poder contraerse con eficacia y permitirle llegar a tiempo para evitar el desastre. Por eso, desde el mismo instante en el que en su cerebro apareció la imagen del café hirviendo y manchando el microondas, envió órdenes precisas a su corazón para que aumentara la frecuencia de sus latidos. Haga la prueba con un simulacro para verificar lo que le describo. Solo tiene que medirse las pulsaciones en la muñeca, salir corriendo hasta la cocina y al regresar al sillón tras la carrera, vuelva a medirse las pulsaciones.

El ejercicio físico incrementa el trabajo del corazón y de todo el sistema circulatorio. Aumentan los requerimientos de aporte de oxígeno desde los pulmones a los músculos y se necesita llevar combustibles (azúcares y grasas) desde sus depósitos (hígado, tejido adiposo) hasta las células musculares donde se queman para producir energía. Además hay que retirar rápidamente los desechos que se están produciendo tras la contracción muscular y llevarlos al riñón o a los pulmones para eliminarlos al exterior. La temperatura aumenta por el ejercicio y la sangre juega un papel esencial en la refrigeración de nuestro organismo. El ejercicio físico es un proceso complejo que necesita estar bajo control por numerosas sustancias reguladoras hormonales que la sangre debe llevar desde las glándulas donde se producen hasta los lugares donde actúan.

LOS PARÁMETROS DEL TRABAJO CARDIACO

La respuesta cardiovascular al ejercicio se caracteriza por una serie de cambios en el funcionamiento del corazón y de las arterias que debemos conocer. Así podremos interpretar correctamente cómo se comporta nuestro corazón cuando corremos.

1. Frecuencia cardiaca

Es el número de contracciones del corazón por minuto. En reposo, una persona sedentaria puede tener entre 60 y 100 latidos por minuto, una persona físicamente activa entre 50 y 70 y un atleta de élite, de 30 a 50 latidos por minuto (33 latidos por minuto en reposo medí en una ocasión a un ciclista de élite, ganador de algunas competiciones internacionales). Un programa de entrenamiento como el que se propone más adelante, practicado durante diez semanas, puede reducir la frecuencia cardiaca en reposo en 10 latidos por minuto con respecto al valor antes de comenzar a entrenar.

Uno de los efectos beneficiosos del entrenamiento es que se acorta el tiempo que se necesita para volver a la frecuencia cardiaca de reposo que se tenía antes de iniciar la carrera. Como vimos en la Figura 3, la recuperación depende de la activación del sistema parasimpático (vago) y este es uno de los efectos beneficiosos del entrenamiento: el aumento de nuestro tono vagal. Ya veremos que este dato del tiempo que tarda en recuperar su ritmo cardiaco basal tras la carrera es muy útil para ir evaluando la respuesta de nuestro corazón al entrenamiento.

El ritmo cardiaco basal es muy sensible al más pequeño estímulo. Si usted ahora mismo piensa: «voy a cerrar el libro y saldré a correr un rato», solo con la formación de esa intención en su cerebro, el hipotálamo ya comienza los preparativos y lo primero que ordena es subir un poco su ritmo cardiaco. Esta respuesta anticipatoria se debe a que el hipotálamo estimula la descarga de potentes hormonas y neurotransmisores (adrenalina y noradrenalina) que al llegar al corazón lo aceleran. Durante la carrera estos agentes van a seguir produciéndose para ajustar la frecuencia cardiaca a las demandas de sus músculos y a la intensidad del ejercicio que esté realizando. La respuesta inmediata del corazón al ejercicio es el aumento de la frecuencia cardiaca, con una disminución de la actividad vagal (parasimpática) y un aumento de la actividad simpática. Por eso, cuando comenzamos a correr (o incluso antes), la frecuencia cardiaca comienza a aumentar. Luego se estabiliza mientras se mantiene la misma intensidad de ejercicio. Si aceleramos o subimos cuestas, la frecuencia cardiaca aumenta. Si reducimos la velocidad o bajamos una cuesta, la frecuencia cardiaca disminuye. El corazón siempre ajusta la frecuencia de sus latidos a las demandas de nuestro cuerpo de manera automática.

La recuperación de la frecuencia cardiaca tras el cese del esfuerzo físico se produce en dos fases. Primero disminuye rápidamente, en los primeros 30 segundos, a causa de la rápida reactivación del sistema parasimpático. Luego sigue de un descenso más pausado y prolongado en el tiempo hasta alcanzar los valores normales de reposo.

La frecuencia cardiaca también puede estar influida por otras circunstancias. Unas son independientes del sujeto, como la temperatura ambiental, la altitud o la hora del día. Otras dependen de cada persona como la edad, el sexo, las características genéticas, el tamaño corporal, el estrés, la falta de sueño, las preocupaciones. También pueden influir algunos medicamentos.

2. Volumen latido

Es la cantidad de sangre que lanza nuestro corazón cada vez que se contrae. Este parámetro solo se puede medir en una clínica. Lo interesante es saber que el corazón entrenado es capaz de lanzar en reposo mayor volumen de sangre que un corazón sedentario (100 ml frente a 70 ml por latido). Esto se debe a que el entrenamiento hace más fuerte al corazón y permite que se distienda más, se llene con más cantidad de sangre y que la lance con más fuerza en cada contracción.

3. Volumen minuto

Es la sangre que mueve el corazón cada minuto. Combina los dos parámetros anteriores, ya que el volumen minuto es el resultado de multiplicar el número de veces que se contrae un corazón por minuto (la frecuencia cardiaca, por ejemplo 70 latidos por minuto) por el volumen de sangre que lanza en cada latido (el volumen latido, por ejemplo 70 mililitros por minuto). Esto da el valor del volumen minuto normal de unos 5 litros (70 × 70), que es la sangre que pone en movimiento el corazón cada minuto.

Cuando comenzamos a correr aumenta el volumen minuto de nuestro corazón. Y lo hace en proporción a la intensidad del ejercicio realizado. En un ejercicio intenso pueden llegar a moverse de 20 a 40 litros de sangre por minuto. Un entrenamiento correcto incrementa el volumen minuto fundamentalmente porque al aumentar la fuerza de contracción del corazón permite que bombee más sangre en cada latido. En consecuencia, con el entrenamiento disminuye la frecuencia cardiaca, porque un corazón entrenado no tiene que contraerse tantas veces para hacer circular la cantidad de sangre que necesitamos. Por eso correr (o practicar cualquier otra actividad física) supone, a la larga, un reposo para el corazón. Precisa contraerse menos veces para mantenernos vivos; es lo que justifica la paradoja del yoga que ya hemos comentado.

4. Presión arterial

La presión de la sangre en las arterias es otro parámetro importante que debemos controlar. Además, junto con la frecuencia cardiaca son los dos parámetros que podemos medir nosotros mismos de una manera sencilla. Hoy existen en el mercado aparatos que miden a la vez presión arterial y frecuencia cardiaca con un precio y grado de precisión aceptables.

Cuando el corazón se contrae y lanza la sangre, se llenan las arterias y se alcanza la presión arterial más alta: es la presión arterial máxima o sistólica, que en reposo suele estar entre 120 y 140 milímetros de mercurio (mm Hg). Luego, mientras el corazón vuelve a llenarse de sangre, las arterias se vacían de la sangre que les ha llegado y se registra entonces la presión arterial más baja, es la llamada mínima o diastólica. En reposo no debe sobrepasar los 90 mm Hg.

Durante la carrera, la presión arterial máxima puede aumentar hasta superar los 200 mm Hg. Esto permite una redistribución del flujo de sangre en el organismo y garantiza un riego adecuado del cerebro y los músculos.

Los valores de presión arterial máxima guardan relación con la intensidad del esfuerzo y dependen del volumen minuto cardiaco; cuanta más sangre lanza el corazón, con más rapidez se llenan las arterias y más presión arterial se alcanza. A mayor velocidad de carrera, mayor presión arterial máxima. Esto no se considera hipertensión, ya que esos valores se mantienen solo durante la carrera, luego descienden a cifras normales.

La presión diastólica no se modifica apenas durante la carrera y no guarda relación con la intensidad del esfuerzo. La presión diastólica depende de la capacidad que tengan las arterias para vaciarse de la sangre que les ha enviado el corazón. Si las arterias están contraídas hay menos posibilidades de vaciamiento y la presión diastólica aumenta (es la hipertensión). En el ejercicio esto no ocurre, ya que uno de los efectos del ejercicio es la vasodilatación arterial. Si la presión diastólica aumenta durante una carrera moderada en más de 15 mm Hg sobre su valor de reposo, hay que consultar al médico.

El entrenamiento reglado puede reducir la presión arterial en aquellas personas que la tengan ligeramente elevada. La programación de ejercicio físico es uno de los primeros pasos en cualquier tratamiento de hipertensión arterial.

CÓMO NOS HABLA EL CORAZÓN

La edad y el sedentarismo reducen la capacidad del corazón para realizar su trabajo. Pero, como cualquier otro músculo, el corazón puede desarrollarse y fortalecerse mediante un entrenamiento adecuado. Un corazón sedentario está poco desarrollado, como el bíceps de una persona que nunca ha ejercitado los brazos. Un corazón entrenado adapta el tamaño de sus cavidades y el grosor muscular y aumenta su vascularización para estar mejor irrigado por la sangre y se contrae con más fuerza. Cuanto más fuerte sea el corazón, más sangre bombeará en cada latido y podrá ejercer su función en cualquier circunstancia con menor esfuerzo.

Como en el caso de cualquier músculo, el entrenamiento del corazón requiere planificación del esfuerzo, una adecuada progresión y tener muy en cuenta las características de cada persona: edad, sexo, forma física previa y enfermedades que se puedan padecer.

El indicador fundamental que podemos utilizar para evaluar el entrenamiento de nuestro corazón es la frecuencia cardiaca, que debemos vigilar casi de forma permanente mientras corremos. Es importante aprender a medirse la frecuencia cardiaca, ya que es el cuentarrevoluciones de nuestro motor cardiaco. Al principio es muy útil emplear algún sistema de monitorización de la frecuencia cardiaca como un pulsómetro. Es un sensor colocado a modo de banda sobre el pecho que va captando los latidos del corazón y nos los muestra en un monitor colocado en la muñeca a modo de pulsera. De esta manera podemos tener información en todo momento de cuánto y cómo trabaja nuestro corazón mientras corremos. Así evitaremos uno de los errores más comunes en la mayoría de los principiantes: correr demasiado rápido, a una frecuencia cardiaca excesiva.

Evaluar la frecuencia cardiaca mediante la toma del pulso de la arteria radial de la muñeca, aunque es un método más inexacto, está siempre disponible. Para ello se colocan dos dedos en la muñeca izquierda detrás del dedo pulgar. Hay que contar las pulsaciones durante un minuto completo y repetir la operación al menos tres veces. Esta medición exige pararse, lo que afecta al ritmo cardiaco casi de manera inmediata. En este caso, para perder el menor tiempo posible, podrían contarse las pulsaciones durante 15 segundos y multiplicar por cuatro. Pero el grado de error es grande. No lo duden, siempre hay un día de la madre o del padre, unos cumpleaños o unas Navidades en las que nos pueden regalar un pulsómetro.

LÍMITES CARDIACOS PARA UNA CARRERA SALUDABLE

Hay una serie de parámetros que conviene controlar para conseguir un entrenamiento cardiaco saludable y eficaz. Vamos a describirlos con un cierto detalle y con la ayuda de algunos ejemplos. Tengan papel y lápiz a mano; vamos a hacer unas sencillas cuentas.

1. *Frecuencia cardiaca en reposo*

La frecuencia cardiaca basal en reposo es la menor frecuencia cardiaca que podemos medir a lo largo del día: por la mañana nada más despertarnos. Sin movernos de la cama contamos las pulsaciones en la muñeca con los dedos o utilizamos algún instrumento, como un pulsómetro o un medidor de presión arterial, que también registra la frecuencia cardiaca. Es mejor hacerlo en tres mañanas diferentes y calcular el valor medio.

Una joven de 30 años sedentaria puede medir 62 latidos por minuto. En mi caso, que estoy entrenado desde hace años, es de 50 latidos por minuto. Pero en una persona de cierta edad y sedentaria la situación no sería tan buena. Por ejemplo, veamos un amigo de 65 años de edad, que nunca ha hecho deporte; su frecuencia cardiaca en reposo es de 80 latidos por minuto. Las personas que tengan una frecuencia cardiaca en reposo mayor de 80 pulsaciones por minuto y quieran ponerse a correr, deben comenzar por caminar a un ritmo progresivo durante dos meses hasta que, por efecto del entrenamiento, constaten como se reduce su frecuencia cardiaca de reposo y entonces puedan comenzar a caminar más deprisa o iniciar un trote lento.

2. La frecuencia cardiaca máxima (FCMx)

Este parámetro es el límite superior de velocidad al que podemos poner nuestro corazón sin que nos pasemos de revoluciones. Durante años se ha utilizado la fórmula FCMx = 220 – edad en años. Hoy sabemos que no es muy exacta. Se ajusta más a la realidad (dentro de las limitaciones) la fórmula que utilizaremos en este manual, según la cual FCMx = 208 – (0,7 × edad en años).*

Este es un tope de frecuencia cardiaca que conviene respetar. Para la joven de 30 años del ejemplo, la FCMx sería: 208 – (0,7 × 30) = 182 latidos por minuto. En mi caso la FCMx sería: 208 – (0,7 × 65) = 162. Insisto, este parámetro indica solo el límite superior, la línea roja que no conviene sobrepasar en nuestros entrenamientos excepto durante breves periodos de tiempo (menos de un minuto).

INTENSIDAD	Actividad cardiaca	Duración
MUY INTENSO	90-100 % FCMx 170-199 lpm	Menos de 2 min
INTENSO	80-90 % FCMx 150-170 lpm	De 2 a 10 min
MODERADO	70-80 % FCMx 130-150 lpm	De 10 a 40 min
LIGERO	60-70 % FCMx 115-130 lpm	De 40 a 80 min
MUY LIGERO	50-60 % FCMx 100-115 lpm	De 40 a 80 min

Tabla II. Relación entre intensidad, porcentaje de frecuencia cardiaca máxima (FCMx), rango de frecuencia cardiaca (lpm) y duración en minutos que debe tener una actividad física saludable.

* B. M. Nes y cols., «Age-predicted maximal heart rate in healthy subjects: the HUNT fitness study», *Scandinavian Journal Medicine Science Sports*, 23, pp. 697-704, 2013.

Vean como de una forma sencilla obtenemos una cifra que refleja con claridad y bastante precisión hasta dónde debemos llegar en nuestros entrenamientos si lo que pretendemos es correr de forma saludable. Estas cifras no son inmutables, ya que con un entrenamiento adecuado se pueden mejorar mucho. Este amigo sedentario y añoso que comenzó por caminar despacio, tras unas semanas lo haría más rápido, acabaría trotando y si al cabo de cuatro meses se volviera a medir su frecuencia cardiaca en reposo habría descendido por debajo de 70 pulsaciones por minuto. Esta mejoría de su función cardiaca le permitiría progresar con salud y seguridad aumentando la intensidad del ejercicio en sus entrenamientos.

LOS ATAQUES CARDIACOS

A veces leemos noticias como estas: un joven de 16 años de edad muere repentinamente mientras jugaba al tenis o una corredora fallece durante una maratón o un adolescente cae fulminado mientras jugaba un partido de fútbol en el colegio. Incluso estos accidentes han ocurrido en deportistas profesionales (futbolistas), los cuales habían sido sometidos a rigurosos exámenes médicos al ser contratados por el club. Es la muerte súbita, una parada cardiaca repentina e inesperada en una persona aparentemente sana y en buen estado físico.

Pero la muerte súbita no es exclusiva de los deportistas, eso son solo los casos que salen en las noticias. La muerte súbita cardiaca afecta a todas las personas de todas las edades practiquen o no algún deporte. Realmente la mayoría de estas muertes súbitas ocurren en casa y estando en reposo. En Europa y Estados Unidos las estadísticas señalan que la muerte súbita cardiaca afecta a entre 50 y 100 de cada 100.000 habitantes y a menos de 1 deportista por cada 100.000 deportistas. Este riesgo se reduce a la mitad (1/200.000) en deportistas menores de 35 años.

Aunque la muerte súbita durante el ejercicio es rara, a veces ocurre. Se trata, en la mayor parte de los casos, de sujetos con problemas cardiacos ocultos, no diagnosticados. El principal desencadenante de la muerte súbita es una arritmia ventricular letal. El corazón comienza a latir a un ritmo frenético y descoordinado que solo se puede normalizar aplicando una descarga eléctrica (cardioversión eléctrica es el nombre técnico). De ahí la obligatoriedad de tener desfibriladores cardiacos en todas la instalaciones deportivas. En jóvenes, las causas más frecuentes son defectos congénitos del corazón, cardiomiopatías o alteraciones de las arterias coronarias. En los adultos, lo más frecuente son problemas coronarios a causa de la aterosclerosis.

En algunos casos es difícil de diagnosticar el problema antes de que se manifieste, ya que la mayor parte de las exploraciones cardiacas de rutina se hacen en la consulta del médico con el sujeto en reposo. Lo más eficaz es realizar las pruebas médicas estandarizadas: un simple electrocardiograma puede detectar anomalías cardiacas que cursan asintomáticamente, una exploración ecocardiográfica o con otras técnicas de imagen permite saber si la estructura del corazón es normal. En casos seleccionados se debe efectuar un test de esfuerzo. Para mayor seguridad, la persona que decida ponerse a correr debe hacerse estas exploraciones en una clínica especializada, sobre todo si supera los 50 años de edad.

4

El combustible para los músculos

LA CONTRACCIÓN MUSCULAR

Podemos caminar, trotar o correr porque una serie de músculos de las piernas se contraen de manera sincronizada para permitir ese movimiento único en la naturaleza que es la marcha bípeda para andar o correr.

Los músculos funcionan como cualquier sistema mecánico. Para generar fuerza y movimiento precisan energía que obtienen a partir de la glucosa, los ácidos grasos y un poco de las proteínas. Estos nutrientes penetran en nuestro organismo con los alimentos que los contienen y se almacenan en depósitos específicos. Las células musculares queman estos combustibles y la energía que se obtiene activa unas proteínas musculares muy especiales que tienen la capacidad de contraerse. Esto ocasiona que la longitud del músculo disminuya y se genere una tensión sobre los huesos en los que se inserta.

LOS HIDRATOS DE CARBONO

La glucosa es el combustible de urgencia para la contracción muscular. Se almacena en el músculo y en el hígado en forma de glucógeno (generador de glucosa). Cuando comenzamos a correr (incluso solo con el hecho de pensar en hacerlo), las señales que envía el hipotálamo, entre las que están la noradrenalina y la adrenalina, actúan sobre el hígado, degradan el glucógeno y producen grandes cantidades de glucosa que se disuelve en la sangre y llega enseguida al músculo. El azúcar atraviesa la membrana de las células musculares y penetra en su interior hasta llegar a las mitocondrias, donde se quema.

La glucosa es el principal combustible durante los primeros minutos de carrera, luego baja su consumo aunque se mantiene a unos niveles constantes. La glucosa es también el combustible principal cuando corremos a intensidades muy elevadas, como un esprín de final de carrera o una carrera de velocidad. Cuando se agotan las reservas de glucógeno, por ejemplo en carreras de muy larga duración o en individuos en ayunas de más de 20 horas, el organismo puede llegar a fabricar la glucosa que precisa a partir de los aminoácidos que se producen al degradarse las proteínas.

El cuerpo humano tiene muy pocas reservas de hidratos de carbono. El hígado acumula 1,2 g de glucógeno por cada kilo de peso corporal, así que una persona de 70 kilos tiene una reserva hepática de 84 g de azúcares (apenas nueve bolsas de azúcar de las que se echan en el café). La energía que se produce con esta cantidad de azúcar es de unas 384 kilocalorías, que es lo que gasta una persona para caminar a buen ritmo durante una hora. El glucógeno muscular representa entre 10 a 45 g por kilogramo de músculo. Si consideramos que un sujeto corredor de 70 kilos de peso tiene unos 12 kilos de músculos en las piernas, esto significa que en los músculos que utiliza para correr almacena de 120 a 450 g de glucógeno, lo que puede proporcionar entre 480 y 1.800 kilocalorías. Una persona no entrenada agota las reservas de glucógeno en los músculos en dos o tres horas de caminata, de ahí la sensación de pesadez y flojedad de las piernas cuando se camina mucho sin haber entrenado. Ya veremos cómo el entrenamiento aumenta los depósitos de glucógeno en los músculos y mejora la utilización metabólica de la glucosa.

LAS GRASAS

El organismo humano dispone de enormes reservas de grasa, aun en sujetos no obesos. Somos el mono obeso, como se relata en mi libro con ese mismo título, editado por editorial Crítica.* En las mujeres un 25 % de su peso es grasa; en hombres algo menos, un 15 %. Esto significa que un individuo de peso normal tiene energía acumulada en forma de grasa equivalente a entre 75.000 y 100.000 kilocalorías. Teóricamente estas reservas grasas nos permitirían correr durante más de 1.500 kilómetros o caminar durante más de 3.000 kilómetros sin repostar.

Los ácidos grasos que consume el músculo se encuentran almacenados en forma de triglicéridos en dos tipos de depósitos grasos principales. Por una parte el tejido adiposo, es decir, lo que llamamos grasa, que se acumula (con desesperante facilidad) debajo de la piel del muslo,

* J. E. Campillo, *El mono obeso*, Crítica, Barcelona, 2004 y 2010.

en la barriga y alrededor de las principales vísceras. Por otra, existe una abundante provisión de triglicéridos en los propios músculos, bien como gotitas grasas dentro de las células musculares o como grasa entre los haces musculares (recuerden la maravillosa grasa intramuscular del jamón ibérico).

Cuando comenzamos a correr se activa el centro de control en el hipotálamo que libera los neurotransmisores y hormonas que ya hemos visto. Estos mensajeros llegan hasta los depósitos de grasa y allí activan los llamados enzimas lipolíticos que se encargan de destruir los triglicéridos de los adipocitos y de liberar los ácidos grasos que contienen. Estas grasas son insolubles en el agua de la sangre, así que deben ser transportadas por unos vehículos que son las moléculas de albúmina. De esta forma llegan hasta la membrana de la célula muscular, allí se sueltan de la albúmina y son recogidas por otras proteínas que los transportan por el interior de las células musculares hasta llegar a las mitocondrias, donde son oxidadas y generan la energía necesaria para la contracción muscular.

Este proceso es muy lento. Por eso, al principio de una carrera, el consumo de grasas es pequeño y va aumentando progresivamente hasta alcanzar una meseta, es decir, un consumo de grasa máximo que dependerá de la capacidad de metabolizar las grasas por parte de cada corredor. Intervienen varios factores como las circunstancias genéticas y el grado de entrenamiento (forma física). En sujetos entrenados este consumo elevado de grasa puede mantenerse durante horas (maratones, ultramaratones).

PROTEÍNAS

Las proteínas son las moléculas nobles, las que sirven para fabricar, por ejemplo, las hormonas, los enzimas o las inmunoglobulinas y para constituir el armazón de nuestro organismo, entre otras muchas funciones. Las proteínas apenas se utilizan para obtener energía; sería como quemar los muebles del salón para calentar la casa. Solo recurrimos a ellas para obtener energía en situaciones de extrema necesidad.

Recientemente se ha descubierto que en las carreras de larga distancia el organismo siempre gasta algo de proteínas. Al parecer son, en su mayor parte, proteínas defectuosas. De esta forma el organismo se deshace de lo inservible en la hoguera muscular. Esta es una interesante función de limpieza que ejerce el ejercicio físico de larga duración: la eliminación de desechos peligrosos. Aún no se han valorado con detalle estos aspectos de las carreras.

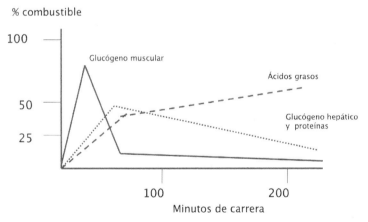

Figura 7. Combustibles metabólicos consumidos durante una carrera expresados en el porcentaje de consumo de oxígeno.*

* «Why can't I sprint forever?» <http://www.medbio.info>.

EL EJERCICIO AERÓBICO

Aeróbico quiere decir con oxígeno, con aire. Es cualquier actividad física, cualquier carrera, que se realice con comodidad, sin que perdamos el aliento. El aire penetra a través de nuestros pulmones en cantidad suficiente para abastecer de abundante oxígeno los músculos que están trabajando.

Muchos deportes son típicamente aeróbicos como el baile, la natación, el ciclismo, caminar, trotar, correr, remo, etc. En muchos deportes la principal característica que define si es aeróbico o no es la intensidad a la que se realiza. Esto depende de cada individuo en particular. Si usted intenta seguir a un maratoniano de élite durante uno de sus entrenamientos, el maratoniano realizará un ejercicio aeróbico (quiere decir con aire), porque irá con comodidad a ese ritmo para el que está entrenado; a sus músculos llegará todo el oxígeno que precisan. Pero usted se arrastrará detrás del atleta sin resuello y con el corazón saliéndole por la boca y realizará un ejercicio metabólicamente diferente: anaeróbico (quiere decir sin aire). A sus músculos no llega todo el oxígeno que demandan y tendrá que pararse a los pocos minutos, agotado. Vamos a analizar con detalle cómo obtienen los músculos la energía de forma aeróbica. Hay cuatro fases metabólicas.

1. Reposo: Ahora mismo usted está sentado, su organismo está en reposo, en punto muerto. Los músculos mantienen un permanente estado de contracción que es lo que se denomina tono muscular. En ese estado los músculos consumen fundamentalmente ácidos grasos y muy poca glucosa. Queman esas grasas con el oxígeno que le lleva la sangre desde los pulmones. Les basta con el oxígeno que les proporciona su respiración pausada.

Los hornos metabólicos son unas estructuras dentro de las células musculares llamadas mitocondrias. En estas plantas energéticas se genera y procesa la energía: es una combustión de los ácidos grasos con el oxígeno. Y los residuos que se producen son los mismos que se generan en cualquier combustión: vapor de agua, un gas que es el anhídrido carbónico (CO_2) y energía. El agua y el CO_2 salen del músculo, son transportados por la sangre y eliminados por el riñón y por los pulmones. La energía se utiliza en el trabajo muscular y la que sobra se disipa en forma de calor (por eso aumenta nuestra temperatura al correr).

2. Anticipación: Ya está cansado de leer y decide salir a correr. Desde ese momento su cerebro comienza a poner en alerta los sistemas metabólicos. Mientras se viste con la ropa deportiva y se ajusta las zapatillas, su organismo ya está inundándose de hormonas y neurotransmisores que comienzan a sacar mucha glucosa y un poco de ácidos grasos de los depósitos.

Este mecanismo de anticipación garantiza el aporte inmediato de combustible a los músculos que en breve lo van a necesitar. Es muy útil para la supervivencia de los animales en condiciones naturales y se ha potenciado a través de la evolución. Así se evita que cualquier animal se quede parado ante una emergencia, sin la energía necesaria para iniciar la contracción de sus músculos y no pueda escapar a toda velocidad de las garras de la leona (o la leona correr tan rápido que le permita atrapar a la gacela).

3. Comenzamos a correr: Siguen aumentando los niveles de las hormonas y neurotransmisores. Una de sus funciones es la de garantizar el aporte de combustible al músculo. Los primeros depósitos que comienzan a vaciarse son los de glucosa del hígado. Durante los primeros

minutos de carrera el músculo consume más glucosa (glucógeno muscular y hepático y glucosa sanguínea) que ácidos grasos. Luego la sangre comienza a inundarse de ácidos grasos que salen de los depósitos adiposos. El músculo comienza a utilizar más grasas que glucosa. Al cabo de varios minutos de carrera, si corremos a una intensidad equivalente al 60 % de nuestra frecuencia cardiaca máxima, nuestros músculos consumirán proporciones equivalentes de ambos combustibles.

La posibilidad de trotar durante horas es una característica única de la especie humana: somos los campeones de fondo del reino animal. Esta ventaja se desarrolló a lo largo de la evolución de nuestros ancestros y les permitió desarrollar un método eficaz de caza cuando aún no disponían de armas capaces de matar a distancia. Es la llamada «caza por persistencia». Podían perseguir a una presa durante horas o días hasta que la conseguían abatir por agotamiento.[*] Es la misma facultad que hoy permite correr a cientos de miles de personas en las maratones populares y, a algunos pocos, culminar las proezas ultramaratonianas que tanto nos asombran.

4. Recuperación: Cuando dejamos de correr nuestros músculos siguen manteniendo un mayor nivel de consumo de oxígeno y de producción de energía durante horas (efecto postquemado). La respiración permanece aumentada durante un cierto tiempo para proporcionar el oxígeno extra que siguen necesitando nuestros músculos. Nuestro corazón sigue latiendo por encima de la frecuencia basal de reposo. Es un gasto necesario para volver a poner a las células musculares en su estado de reposo óp-

[*] «La caza por persistencia.» <*https://www.youtube.com/watch?v=1ODZc0nyPR8*>.

timo, listas para un nuevo esfuerzo. Es muy conveniente, como se explicará más adelante, que en los últimos minutos de la carrera vayamos disminuyendo la velocidad, hasta incluso llegar a caminar en los metros finales. Hay que procurar que nuestro sistema energético no se vea sometido a un frenazo repentino.

LA CARRERA AERÓBICA SALUDABLE

Correr a una intensidad tal que nuestro aparato respiratorio y nuestro corazón no se vean sobrepasados, es decir, que podamos mantener una conversación con nuestro acompañante (o cantar si vamos solos), es una de las modalidades de ejercicio más saludables. Son numerosas las publicaciones científicas que demuestran que el ejercicio aeróbico en general es beneficioso para la prevención de algunos tipos de cáncer (colon, próstata, pulmón, mama), para la prevención y tratamiento de la osteoporosis, la diabetes tipo 2, las alteraciones de los lípidos en la sangre, la obesidad y las enfermedades cardiovasculares. También influye positivamente en el estado anímico (depresión) y en las funciones cognitivas (demencias) a causa de los numerosos neurotransmisores y neurohormonas que se liberan durante el ejercicio aeróbico.

Para que el ejercicio aeróbico pueda rendir todas sus ventajas saludables hay que practicarlo según las recomendaciones que se recogen en todas las guías médicas internacionales. Todo adulto debería, como mínimo, acumular 30 minutos de actividad física moderada casi todos los días de la semana. Si no podemos caminar o correr durante 30 minutos seguidos, se puede repartir el esfuerzo en dos sesiones a lo largo del día. La intensidad debe ser moderada, aeróbica, que la persona se sienta confortable mientras realiza la actividad física. Pero si queremos potenciar al máximo los efectos saludables de caminar o de correr debemos practicar la actividad al menos durante 40 minutos seguidos aunque sea a una baja intensidad.

EL EJERCICIO ANAERÓBICO

Si usted sale corriendo de repente, a toda la velocidad que den sus piernas, a sus músculos no les llega todo el oxígeno que precisan para quemar todos los combustibles necesarios. En estas circunstancias se tienen que poner en marcha otros sistemas de obtención de energía: los mecanismos anaeróbicos (sin aire).

Este es el típico ejercicio intenso y de corta duración que en la naturaleza permite a los animales salvarse del ataque del predador o al predador alcanzar su comida. Muchos deportes son típicamente anaeróbicos, como las carreras de velocidad, trepar a pulso por una cuerda o el levantamiento de pesas. Pero, como señalábamos antes al hablar del ejercicio aeróbico, la calificación metabólica de una determinada actividad física muchas veces solo depende de la intensidad del esfuerzo realizado. Ese esprín final de doscientos metros antes de la meta, para adelantar a nuestra colega de club y entrar antes que ella en la meta o la carrera desesperada para atrapar el autobús, son ejemplos de actividades anaeróbicas. Vamos a aclarar algunos conceptos respecto al ejercicio anaeróbico, ya que aún persisten muchos errores que conviene disipar.

Ya hemos adelantado que al correr al músculo le llega glucosa desde dos lugares: del glucógeno hepático y del glucógeno del propio músculo. Cada glucógeno, al romperse, libera cientos de unidades de glucosa. Esta glucosa la pueden metabolizar las células musculares para obtener energía por dos procedimientos o rutas metabólicas: hasta piruvato o hasta lactato, según el producto final que se produzca.

En el ejercicio aeróbico, cuando respiramos sin ahogarnos, están activas las células musculares rojas y lentas que degradan la glucosa a piruvato. Esta molécula entra en las plantas energéticas celulares (las mitocondrias) y al oxidarse con el oxígeno se produce energía. Mientras haya suficiente oxígeno y las mitocondrias estén activas, esta es la forma preferida de degradación de la glucosa. Además en este tipo de contracción muscular los desechos son retirados rápidamente por la sangre, no se acumulan en las células musculares. Hay menos tendencia a la fatiga y los músculos entrenados pueden contraerse durante largos periodos de tiempo.

Cuando comenzamos a correr más rápido, conforme aumentamos la velocidad, en el músculo comienzan a intervenir otro tipo de fibras: las fibras blancas y de contracción muy rápida. Estas fibras tienen menos capilares (menos aporte de oxígeno) y menos mitocondrias (menos poder oxidativo). Estas fibras obtienen la energía para la contracción al metabolizar la glucosa por una ruta sin oxígeno hasta producir lactato. Es el metabolismo anaeróbico. Estas fibras abundan mucho en los músculos de contracción rápida, como los músculos que mueven las alas de las aves (las pechugas) o las patas de los conejos. En el organismo humano los músculos de piernas y brazos poseen diversas proporciones de los dos tipos de fibras.

Durante años los científicos, los profesionales del deporte y los entrenadores han atribuido al exceso de producción de lactato (ácido láctico) la responsabilidad de la fatiga muscular. Se usaban continuamente términos como «umbral anaeróbico» para definir la intensidad del esfuerzo a la que el músculo apagaba el modo aeróbico y conectaba el anaeróbico. Hoy no se le concede tanta importancia.

El lactato por sí mismo no altera la capacidad del músculo para contraerse y producir fuerza. Como tampoco el exceso de lactato es responsable de las agujetas. Antes se creía que los cristales de ácido láctico precipitaban dentro del músculo, «pinchaban» y producía esa sensación de dolor agudo. Nada de esto es cierto.

El lactato no es un producto de desecho. Los músculos lo producen y lo reutilizan para oxidarlo en las mitocondrias gracias a unos sistemas de transporte que vuelven a convertir el lactato en piruvato. El músculo siempre produce algo de lactato a cualquier intensidad de esfuerzo, aunque se vaya paseando mirando escaparates. Solo cuando aumenta mucho la producción de lactato (salimos corriendo a toda velocidad tras el ladrón que nos robó la cartera), las mitocondrias de las células musculares rápidas no dan a basto para metabolizarlo.

En lo que nos concierne como corredores, hay que saber que, cuando corremos a una intensidad moderada, casi toda la glucosa se oxida en las mitocondrias y el poco lactato producido se va oxidando poco a poco con el oxígeno que les llega por la sangre. Si aceleramos en un esprín, entonces las fibras musculares rápidas que se ponen en marcha comienzan a producir lactato en exceso, que se acumula momentáneamente y que poco a poco nuestras mitocondrias acaban por oxidar, incluso cuando ya estamos duchados y sentados en casa viendo la tele.

LA FATIGA MUSCULAR

¿Por qué mientras que podemos correr durante una hora a una intensidad moderada, con comodidad, sin cansarnos, nos fatigamos tanto en un solo minuto de carrera a toda velocidad?

Durante el ejercicio se producen, como resultado del propio consumo de los combustibles metabólicos, una serie de sustancias de desecho que ocasionan una acidificación del interior de las células musculares. Entre estas sustancias está el anhídrido carbónico (CO_2); su carácter ácido nos es bien conocido por el sabor característico de las bebidas carbónicas que lo contienen (las burbujas de una gaseosa). Esta acidificación ocurre siempre, pero sobre todo en los ejercicios breves, de gran intensidad. Y la acidificación excesiva altera el funcionamiento de los sistemas de contracción del músculo y crean esa sensación tan característica de que no podemos movernos más.

Cuando corremos en modo aeróbico, la velocidad a la que se producen las sustancias ácidas en los músculos (sobre todo el CO_2) es inferior a la velocidad a la que la sangre retira de los músculos estos desechos para eliminarlos por los pulmones y los riñones. Despacito se puede trotar durante mucho tiempo sin que llegue la fatiga muscular. Pero cuando se corre a la mayor velocidad posible, al cabo de unos pocos minutos se tiene uno que detener obligatoriamente. En este caso la velocidad a la que se han producido las sustancias de desecho ha superado la velocidad de los sistemas de limpieza y la consecuencia es la acidificación del interior de las células musculares y la fatiga.

La fatigabilidad del músculo se puede reducir mediante el entrenamiento. Un adecuado entrenamiento proporciona un mejor equipamiento en los sistemas que manejan y limpian el lactato y las otras sustancias acidificantes que se producen. Esto es algo que se comprobará fácilmente cuando se sigan los procedimientos de entrenamiento que se describen más adelante. Las pruebas de intervalo exigen correr durante un minuto a toda la velocidad posible. Si hace esta prueba en una cinta en el gimnasio verá como al principio solo puede correr a una velocidad moderada y acaba enseguida muy fatigado. Al cabo de un mes verá que la velocidad a la que corre durante ese minuto ha aumentado mucho, y, si hace la prueba de correr a la velocidad que antes le asfixiaba, comprobará que ahora le resulta muy cómoda. El entrenamiento ha hecho que sus músculos incrementen la capacidad de limpieza de residuos y ha aumentado la tolerancia de su organismo a los ejercicios de elevada intensidad. La gracia es que estas adaptaciones que proporciona el entrenamiento no solo sirven para correr mejor, sino que nos ayudan a vivir más sanos durante todo el resto del tiempo en el que descansamos.

EL EFECTO POSTQUEMADO

Tras una sesión de ejercicio nuestro organismo continúa consumiendo durante algunas horas más oxígeno y más kilocalorías que el que corresponde a una situación de reposo. La cantidad de energía extra consumida es muy variable y depende de numerosos factores: del tipo de ejercicio realizado, de la duración y de la intensidad, del grado de forma física del individuo, del sexo, de la edad y de la genética de cada cual.

Este gasto extra de energía es lo que nos cuesta en términos energéticos conseguir que todo vuelva a su estado inicial, previo al ejercicio. Durante la carrera en el interior de nuestras células musculares y en todo el organismo se producen grandes cambios y se requiere un gasto energético extra para volver a colocarlo todo en su sitio. Siempre quedan metabolitos a medio degradar (como el lactato), se altera la distribución de iones en las células y hay que restablecer los equilibrios, es necesario reponer los depósitos de glucógeno y de triglicéridos y volver a sintetizar las proteínas gastadas; esto se consigue mediante la glucosa, los ácidos grasos y los aminoácidos que penetran en el organismo con los alimentos que ingerimos a lo largo del día.

¿CUÁNTA ENERGÍA SE GASTA CORRIENDO?

Ya sabemos qué combustibles utiliza el músculo para contraerse y permitirnos el movimiento. Ahora vamos a ocuparnos de cuánta energía consumimos al correr o al caminar. Las cifras que vamos a manejar son aproximadas, pero son muy útiles para tener una cierta idea acerca del gasto energético que representa la actividad que realizamos. A todos les interesa conocer cuánta gasolina metabólica consume ese vehículo que es nuestro cuerpo, tanto en punto muerto como cuando corre. Otra ocasión para tener a mano lápiz y papel. Hay varios conceptos a tener en cuenta.

1. Gasto energético en reposo

Cuando estamos en reposo, relajados, sin realizar ningún movimiento, sin que nuestra mente esté agitada por preocupaciones o estemos intranquilos por alguna causa, entonces se considera que lo que gasta nuestro organismo es el llamado gasto metabólico basal en reposo (GBR). Es el precio energético que tenemos que pagar por estar vivos, es lo que cuesta que nuestro cerebro y nuestro corazón funcionen ininterrumpidamente, que los riñones, los intestinos y las vísceras cumplan sus misiones, que el fuelle pulmonar trabaje sin descanso, que los músculos mantengan un cierto grado de contracción (tono), etc.

La manera más exacta de calcular este parámetro es mediante complejas técnicas en clínicas o en gabinetes de medicina deportiva. Hay también fórmulas complejas que, basadas en datos estadísticos, pretenden calcular el gasto energético basal de cualquier persona. Las más utilizadas son las fórmulas de Harris Benedict que se muestran en la tabla.[*]

FÓRMULAS DE HARRIS BENEDICT

a. HOMBRES
66,47 + (5,0 × altura en cm) + (13,75 × peso en kg) − (6,75 × edad en años)

b. MUJERES
655,09 + (1,85 × altura en cm) + (9,56 × peso en kg) − (4,67 × edad en años)

Tabla III. Para obtener resultados más precisos respecto al gasto energético basal en reposo (kilocalorías gastadas en 24 horas) se pueden aplicar las fórmulas de Harris Benedict.

[*] J. E. Campillo, *Comer sano para vivir más y mejor*, Destino, Barcelona, 2010.

Pero la experiencia enseña que para los fines que aquí se pretenden, es decir, correr de una manera saludable, lo más eficaz y sencillo es considerar los siguientes gastos basales en reposo:

GBR en mujeres = 0,9 kcal/kg de peso/hora.

GBR en hombres = 1,0 kcal/kg de peso/hora.

En una mujer de 70 kilos de peso, el coste energético de mantenerse viva, sin realizar ningún movimiento, sería de 0,9 × 70 = 63 kcal/hora, lo que supone un gasto energético basal total (aproximado) de 1.512 kcal cada 24 horas. En un hombre de 70 kilos de peso, el coste energético basal sería de 1,0 × 70 = 70 kcal/hora, es decir un total de 1.680 kcal cada 24 horas. Haga cada cual sus propios cálculos para saber lo que le cuesta en términos energéticos estar vivo.

2. Gasto energético al caminar o al correr

Cuando nos movemos sobre una superficie rígida, el gasto fundamental que realizamos es el que ocasiona el desplazar la masa de nuestro cuerpo (kg de peso corporal) a través de una distancia. Para ser exactos, desde un punto de vista físico también habría que considerar el tipo de terreno (rozamientos), la velocidad de desplazamiento y la eficiencia biomecánica de cada corredor. Pero desde un punto de vista práctico, y con poco margen de error si consideramos una caminata o una carrera a velocidades moderadas, las mejores ecuaciones que se pueden aplicar para calcular el gasto energético por ejercicio físico (GEF) son las siguientes.

I. Gasto energético al caminar:
GEF = 0,07 kcal × duración (minutos) × peso (kilogramos).

Por ejemplo, una mujer de 70 kilos de peso, que caminara durante una hora a una velocidad entre 4 y 6 kilómetros por hora, consumiría 0,07 × 60 × 70 = 294 kcal/hora; casi 5 kcal por minuto. No se tienen en cuenta las diferencias entre hombres y mujeres. Estos valores son muy constantes dentro de las velocidades a las que normalmente se camina (hasta 6,5 km/hora).

II. Gasto energético al correr:
GEF = 0,12 kcal × duración (minutos) × peso (kilogramos).

Por ejemplo, una mujer de 70 kilos de peso, que corriera cómodamente a una velocidad de 8 kilómetros por hora, consumiría 0,12 × 60 × 70 = 504 kcal /hora, es decir, 8,4 kcal/minuto. Tampoco se consideran diferencias entre hombres y mujeres y los valores aumentan ligeramente dependiendo de la velocidad de carrera, como se muestra en la tabla. Con esos datos, cada cual puede tener una idea aproximada de cuántas kilocalorías ha gastado en la hora que acaba de estar corriendo. Advierto que los resultados pueden ocasionar más de un desengaño a los que tenían puestas en el ejercicio todas las esperanzas de adelgazar. Un café con leche con una magdalena proporcionan tantas kilocalorías como las que se han consumido durante una hora de caminata. Ya veremos que el ejercicio adelgaza mediante otros mecanismos.

Es interesante tener en cuenta que dentro de estos valores de gasto energético durante el ejercicio físico ya está incluido el gasto metabólico basal. Mientras corremos nuestros órganos y sistemas corporales siguen funcionando (seguimos vivos). Este gasto energético basal en reposo representaría 63 kcal durante la hora en que la mujer del ejemplo ha caminado o trotado.

GASTOS ENERGÉTICOS EN RELACIÓN A LA VELOCIDAD DE CARRERA	
Velocidad (km/h)	Gasto (kcal/kg/min)
8	0,12
9	0,14
10	0,16
11	0,17
12	0,18

Tabla IV. Gasto energético a diferentes velocidades de carrera según McArdle y cols., 2000.*

¿CUÁNTO COMBUSTIBLE SE CONSUME CORRIENDO?

Vamos a cuantificar este asunto de los hidratos de carbono y grasas que se consumen durante una carrera con algunos ejemplos. De nuevo tengan lápiz y papel a mano para que cada cual se haga sus cuentas.

Si corremos durante dos horas (unos 16 kilómetros, a una velocidad muy cómoda de 8 km/h) podemos considerar que la energía que hemos consumido procede en un 50 % de los hidratos de carbono y en otro 50 % de las grasas. Una mujer de 70 kilos que hiciera esa carrera, consumiría unas 1.000 kilocalorías en el recorrido completo.

De estas, 500 kilocalorías procederían de la glucosa; como la glucosa produce 4 kilocalorías por cada gramo consumido, una sencilla cuenta nos indica que durante

* W. D. McArdle y cols., «Energy expenditure at rest and during physical activity». En: McArdle, W. D. y cols., *Essentials of exercise physiology*, Lippincott Williams and Wilkins, 2000.

esas dos horas esa mujer ha perdido 125 gramos de peso en forma de azúcares (500 kcal divididas por 4).

Las otras 500 kilocalorías procederían del consumo de ácidos grasos. Como las grasas producen 9 kilocalorías por cada gramo consumido, de nuevo la cuenta nos da el resultado de que esa mujer perdió 55 gramos de peso en forma de grasas (500 kcal divididas por 9).

Es decir que durante esas dos horas de carrera esta mujer ha perdido unos 100 gramos de peso corporal (excluida el agua). Esto nos muestra que el ejercicio físico en el ser humano y en el resto de los animales es muy eficiente y consume muy poca energía. Por eso, como veremos más adelante, el efecto de correr o de caminar sobre la regulación del peso corporal no se consigue con caminatas o carreras esporádicas (cuando nos remuerde la conciencia por el último exceso o en los fines de semana), sino mediante un entrenamiento sistemático.

EL ASUNTO DE LOS METs

Solo para informar a los lectores que consulten algún libro o visiten páginas de Internet, les voy a explicar el asunto de los equivalentes metabólicos o METs. No se asusten, es muy sencillo. Ya dijimos que cuando estamos tranquilamente sentados, sin realizar ningún movimiento, la energía que se consume corresponde al llamado metabolismo basal. Ya vimos que, aproximadamente, este gasto energético es de 0,9 kcal/kg/hora en mujeres y de 1 kcal/kg/hora en hombres. Estos valores varían mucho según la edad, el tamaño corporal, el grado de entrenamiento físico, el hecho de padecer alguna enfermedad como problemas del tiroides, etc. Es decir, cada persona tiene un valor propio de gasto metabólico basal en reposo.

Para unificar y facilitar las cosas se inventaron los METs. Al gasto energético basal (sea cual sea el valor real en cada persona) se le adjudica el valor de 1 MET. Veamos con un ejemplo su utilidad práctica. Una señora de 65 años, ya con la menopausia, tendrá un metabolismo basal en reposo muy bajo, de 0,8 kcal/kg/hora, y una adolescente de 13 años lo tendrá muy elevado, de 1,1 kcal/kg/hora. Pero ambas gastarán en reposo 1 MET (su propio MET).

¿Y cuál es la ventaja de los METs? Sirve para entendernos mejor, sobre todo a nivel de los entrenamientos y de la prescripción médica de ejercicio físico. Cada vez que nos movemos aumentamos nuestro propio y particular gasto energético basal en un número de veces (METs). Por ejemplo, una actividad liviana como pasear incrementa nuestro gasto metabólico basal en tres veces (3 METs). Un ejercicio más intenso como correr incrementa nuestro gasto metabólico 9 veces (9 METs).

El método de proceder es fácil. Imaginemos que queremos saber cuántas kilocalorías totales gastamos durante una hora de paseo a una intensidad moderada. En las tablas esa actividad representa 3 METs, es decir, que durante esa hora tanto la joven como la señora gastan 3 veces más que si estuvieran tranquilamente sentadas (gasto metabólico basal). Claro que el número absoluto de kilocalorías gastadas es diferente si quien camina es la joven adolescente o su abuela.

ACTIVIDAD REALIZADA	METs
Tareas caseras	2 a 5
Cuidar el jardín	3 a 5
Bailes disco y populares	3 a 8
Pescar	2 a 3
Yoga, pilates	3
Caminar 5 km/h	3
Caminar 7 km/h	5
Navegar a vela	3 a 4
Conducir un coche	2
Golf carros con motor	3 a 4
Golf arrastrando el carro	5
Aerobic de baja intensidad	4
Aerobic de mediana intensidad	6
Tenis dobles	4 a 5
Tenis individual	6 a 7
Squash	8 a 12
Equitación al paso	3
Equitación al trote	7
Equitación al galope	9
Correr a 9 km/h	9
Correr a 11 km/h	11
Artes marciales	8 a 12
Nadar a 2 km/h	4 a 5
Nadar a 3 km/h	9
Remar 4 km/h	5 a 6
Remar 8 km/h	10
Fútbol	10
Esquí alpino	5 a 9
Esquí de fondo 4 km/h	5 a 6
Esquí de fondo 10 km/h	12
Baloncesto	11
Ciclismo 15 km/h	5
Ciclismo 25 km/h	8 a 9

Tabla V. Ejemplos de valores en METs de algunas actividades. Tomado de *Comer sano para vivir más y mejor* (Editorial Destino).

5

La alimentación del corredor

LA ALIMENTACIÓN ES FUNDAMENTAL

El complemento perfecto para un corredor saludable y feliz es una alimentación saludable y equilibrada. Esto es tan evidente que ya lo decía Hipócrates hace miles de años: «Si pudiéramos dar a cada individuo la cantidad correcta de alimento y de ejercicio, habríamos encontrado el camino más seguro para la salud.» No obstante, hay varios tipos de corredores diferentes, por eso se deben tener en cuenta tres modelos de alimentación.

1. La alimentación del atleta corredor de fondo

La dieta equilibrada y saludable de una persona que se dedique de forma profesional o semiprofesional al deporte de fondo debe ajustarse a unos requerimientos específicos y a unos suplementos que exige su práctica deportiva y que le indicarán los nutricionistas deportivos y entrenadores personales. Esto no será tratado en este manual.

2. La alimentación del corredor recreacional de peso normal

Una persona cuyas aspiraciones sean el correr moderadamente y participar de vez en cuando en alguna carrera popular no necesita planes de alimentación complicados. Las exigencias que impone a su organismo con ese tipo de actividad física moderada no lo justifican. Solo tiene que seguir un plan de alimentación saludable y equilibrado, que, además de permitirle correr con eficacia, colabore con el ejercicio físico para proporcionarle una mejor salud.

A este deportista, la dieta saludable y equilibrada que consuma la familia le proporcionará todos los nutrientes (hidratos de carbono, grasas, proteínas, vitaminas, minerales y agua) y en las cantidades que precisa para su actividad deportiva. Solo requerirá algunos pequeños retoques dietéticos con ocasión de la preparación y la participación en alguna carrera popular de larga distancia como maratones y medias maratones.

3. La alimentación del corredor recreacional con algo de sobrepeso

En primer lugar vamos a aclarar quien tiene sobrepeso y quién obesidad. Esto se valora con el Índice de Masa Corporal (IMC) que se calcula con la expresión:

IMC = Peso en kilos/talla expresada en metros².

Tanto en hombres como en mujeres se tiene sobrepeso si el IMC es mayor de 25. Se tiene obesidad cuando el IMC es mayor de 30. Una cuestión importante para la salud es evaluar si se padece obesidad abdominal, que es la más grave de todas las formas de obesidad. Para ello hay que medirse el perímetro de la cintura con una cinta métrica. Si se tiene más de 88 cm en mujeres o más de 105 cm en hombres se trata de obesidad abdominal y hay que esforzarse en poner remedio a esa situación de tanto riesgo para la salud.

Si se tiene obesidad no es conveniente correr o trotar, ni siquiera caminar, ya que las articulaciones se van a ver sometidas a una sobrecarga excesiva. En estos casos conviene comenzar por otras actividades deportivas como la natación o la bicicleta fija hasta reducir algo de peso.

Además debe seguirse un plan de alimentación que permita, en colaboración con su actividad deportiva, hacerle perder algunos de los kilos que le sobran y que están afectando a su afición por correr y perjudicando su salud. Indicaremos cómo debe ser un plan de alimentación hipocalórico, que le permita perder peso en un tiempo razonable sin que mermen sus fuerzas. Para aquellos con sobrepeso u obesidad que precisen previamente actuaciones más contundentes recomiendo la lectura de mi libro *Adelgaza sin que te tomen el pelo ni te quiten la salud.**

LOS DOCE MANDAMIENTOS DE LA ALIMENTACIÓN SALUDABLE

Vamos a comenzar por exponer lo que hoy se consideran los doce elementos esenciales para conseguir una alimentación saludable y equilibrada en el corredor.

1. Repartir la comida diaria en cinco tomas
El organismo procesa y asimila mejor la comida cuando se la proporcionamos en cinco o seis dosis pequeñas,

---

* J. E. Campillo, *Adelgaza sin que te tomen el pelo ni te quiten la salud*, Temas de Hoy, Barcelona, 2012.

en vez de ingerir toda la ración del día en dos grandes comidas. Debemos seguir el esquema tradicional: desayuno, merienda de media mañana, almuerzo, merienda de media tarde y cena. Según horarios y circunstancias personales, a veces hay que introducir una recena, que puede consistir en un yogur o un vaso de leche desnatada con dos galletas antes de acostarse. Este plan permite que el corredor, sea cual sea el horario de su actividad física, nunca se vea en la necesidad de simultanear el esfuerzo de la carrera con el trabajo de una digestión pesada.

En algunas fases de preparación de carreras populares de larga distancia puede ser interesante realizar algunos entrenamientos en condiciones de ayuno. Al parecer esta combinación de larga distancia y la deficiencia de hidratos de carbono que resulta del ayuno obliga a nuestros músculos a desarrollar una mayor capacidad para oxidar las grasas. En estos casos, el día antes podemos hacer una merienda cena a media tarde y no volver a comer hasta después de la carrera de entrenamiento de la mañana. Ojo, no olvidarse de beber; el agua no rompe el ayuno.

2. Consumir alimentos de origen animal

Los alimentos de origen animal nos proporcionan dos elementos fundamentales: proteínas de elevada calidad y vitamina B_{12}. Una recomendación saludable de consumo semanal sería la siguiente:

I. Siete raciones de pescado. Esto significa pescado todos los días. Hay que alternar los pescados blancos y azules, naturales o en lata. En esta recomendación se incluyen todas las variedades de consumo de pescado, como una rodaja de merluza, un bocadillo de sardinas o el vaciar una latita de atún sobre una ensalada.

II. Cuatro raciones de carne. Se deben alternar las

carnes rojas y las carnes blancas; para ello lo mejor es alternar el animal de procedencia como aves, vacuno, cerdo, cordero y conejo. Se puede comer jamón, pero debemos reducir lo más que se pueda los embutidos y los fiambres.

III. Tres veces a la semana comeremos huevos (dos por ración) alternando la manera de cocinarlos.

3. Frutas, verduras y hortalizas en todas las comidas

Las frutas (en zumos o enteras), las verduras y las hortalizas deben estar presentes en las cinco comidas. Son alimentos que nos proporcionan agua, vitaminas, minerales y fibra. Para disfrutar de los beneficios de estos alimentos es mejor combinar la forma de cocinado y algunas consumirlas en crudo. Hay que tener en cuenta que el cocinado puede reducir un poco su valor nutricional, aunque siempre conservan abundantes nutrientes para nuestra salud. Una parte de las propiedades de estos alimentos la determina su contenido en antioxidantes, tan importantes para un corredor, ya que nos protegen contra los radicales libres que se producen durante la carrera. Estas sustancias antioxidantes se asocian al color de los vegetales, por eso debemos procurar variar con frecuencia el color de las verduras y las frutas. Con este fin debemos incluir el consumo ocasional de algunas bayas de colores rojos y morados.

4. Cereales, legumbres, féculas y frutos secos

Se recomienda que cada semana se consuman cuatro raciones de cereales, dos raciones de legumbres y una de féculas (patatas). Pero conviene hacer algunas precisiones.

Los cereales se deben combinar entre el trigo (pan, pastas, cereales del desayuno), el arroz y el maíz. Hoy en día los procesos de molienda y refinado provocan que los cereales que llegan a nuestra mesa hayan perdido la mayor parte de sus virtudes nutricionales (no tienen cubierta ni germen). Apenas contienen vitaminas, nada de fibra y sus principales componentes nutricionales son hidratos de carbono en forma de almidón y algunas proteínas, que en el caso del trigo están compuestas mayoritariamente de gluten. Todas estas circunstancias comportan que a los cereales no se les considere hoy el alimento fundamental que fueron en otras épocas.

Las legumbres son alimentos en alza. Contienen muchas proteínas, hidratos de carbono y nada de grasa. Aportan mucha fibra, minerales y algunas vitaminas. El único inconveniente es que nuestra tradición culinaria hace que los platos de legumbres aporten muchas calorías (cocidos, fabadas, lentejas con chorizo). La mejor forma de consumo de legumbres es mediante guisos menos contundentes y en forma de guarniciones del pescado o de la carne.

Las patatas hay que consumirlas también con moderación. Su principal nutriente son los hidratos de carbono en forma de almidón. Las patatas pueden ser mejores o peores según la manera como se cocinen. La forma menos saludable de consumo de patatas es como puré de patata instantáneo de sobre y las patatas fritas de bolsa, menos malas son las patatas fritas hechas en casa y las patatas cocidas. La patata más saludable es la asada al horno o cocida en el microondas.

Respecto a los frutos secos hay que tener precaución con su consumo ya que suelen tener mucha sal y muchas calorías. Lo más saludable es comer dos o tres nueces cada noche después de cenar. Es una fuente muy abundante de grasas omega tres. Algunos corredores consumen frutos secos salados para reponer sal en las carreras largas y calurosas. Yo desaconsejo tal medida por los peligros de atragantarse (y asfixiarse).

5. Cada día algo de lácteos

Este es otro grupo de alimentos que hoy están muy cuestionados. Pero están tan arraigados en nuestros hábitos alimentarios que, aunque sea con moderación, se siguen consumiendo. La recomendación saludable sería tomar el equivalente a un vaso de leche desnatada al día, como tal o repartido en los cafés que bebamos. Además de un yogur y una porción pequeña de queso.

6. Consumir aceite de oliva

Tanto para cocinar como en crudo debemos utilizar aceite de oliva virgen (mejor extra). Es sin duda el más saludable, por su composición en ácidos grasos (oleico) y por su elevado contenido en antioxidantes (vitamina E). Para freír es el que tiene un mayor margen de fritura, que es el número de veces que podemos calentar un aceite antes de que se transforme en una acumulación de sustancias potencialmente tóxicas. Esto nos recuerda que debemos tener una gran disciplina para no acumular aceites refritos en la freidora: hay que procurar cambiar el aceite con frecuencia y no mezclar el aceite viejo con el nuevo.

7. No abusar de los alimentos grasos

La mantequilla, algunas margarinas, la nata, la bollería industrial, las salsas y otros alimentos preparados contienen grasas que no son muy saludables, en especial las llamadas grasas trans, también denominadas grasas parcialmente hidrogenadas (leer su contenido en las etiquetas), que son perjudiciales para nuestra salud.

8. *No abusar de los alimentos dulces*

Evitar abusar de los dulces (azúcar refinado o moreno, pasteles, tartas, golosinas, miel). Cuidado con los que pone «no contiene azúcar», ya que significa que, para darle sabor dulce, en vez de sacarosa utilizan fructosa o sorbitol, que también son perjudiciales para la salud cuando se consumen en mucha cantidad. Hay que tener moderación en el consumo de las bebidas azucaradas, aunque hoy día hay mucho ruido con esto. Un vaso de Coca-Cola normal contiene 10 gramos de azúcar, que es casi la misma cantidad que añadimos normalmente cuando vertemos un sobre de azúcar en el café. Si estas bebidas se consumen con cierta abundancia, es mejor recurrir a las versiones *light*, que no llevan azúcar ni calorías, ya que se endulzan con los edulcorantes artificiales. Para endulzar el café y otras infusiones podemos utilizar los edulcorantes artificiales (sacarina o ciclamato, etc.), que, consumidos en las dosis normales, no ocasionan ningún problema a nuestra salud. También podemos recurrir a la estevia, un edulcorante natural obtenido de una planta originaria de Paraguay.

9. *Las bebidas*

Hay que beber agua en abundancia, alrededor de litro y medio al día en forma de agua o de bebidas que la contengan. La hidratación debe incrementarse cuando realizamos entrenamientos de larga duración en ambientes calurosos.

Reducir la ingestión diaria habitual de bebidas alcohólicas a dos cervezas o dos copas de vino o una copa de licor. (Reparen en la conjunción «o» y no la sustituyan por «y».) Esto no tiene que ver con los abusos ocasionales con motivo de alguna fiesta o la eventual salida nocturna con amigos.

Ahora hay un movimiento de inspiración comercial que anima a los corredores a beber cerveza. Pero yo creo que no es una buena idea hidratar con bebidas alcohólicas, aunque sean de baja graduación, tras una carrera larga. Si has salido a correr 15 kilómetros ese domingo, antes de comenzar a beber unas cervezas con la familia o los amigos, hidrátate primero bebiendo varios vasos de agua. Uno de los efectos fundamentales del alcohol es que deshidrata. Uno de los mecanismos del dolor de cabeza resacoso es un cierto grado de deshidratación de las células del cerebro. Todavía me acuerdo del dolor de cabeza que conseguí cuando, tras ducharme en el hotel, fui a celebrar con cerveza el éxito de mi primera carrera de maratón.

10. Controlar la ingestión de sal

No se puede abusar de la sal, ya que es muy dañina para nuestra salud cardiovascular y es una de las principales causas de cáncer de estómago. Hay que acostumbrarse a reducir la sal al cocinar, mejor usar sal yodada (no confundir con sal marina) y nunca echar sal a la comida en la mesa. Solo hay una excepción: cuando corremos en días muy calurosos.

11. Evitar el embudo alimentario

La alimentación actual tiene un grave defecto: el embudo alimentario. Esto quiere decir que nos alimentamos de una gran cantidad de solo unos pocos de alimentos diferentes. Yo he constatado en algunos adolescentes que toda su alimentación la forman solo diez alimentos: pan, salchichas, hamburguesas, tomate frito, huevos, leche, margarina, pasta, pollo y bollería.

Debemos comer lo más variado que sea posible, cambiando el tipo de carne, de pescado, las frutas y el tipo de verduras. Variar de vez en cuando de marca en los productos elaborados y de proveedor en los productos naturales. Recordad que no hay alimentos absolutamente buenos, ni absolutamente malos, que todo depende de la cantidad y de la frecuencia de consumo. Y que los alimentos, además de proporcionarnos salud, también nos tienen que proporcionar felicidad. Comer es muy divertido.

12. No pasarse de calorías

Debemos ajustar la cantidad de alimentos ingeridos a nuestras necesidades y al gasto diario para mantener el peso que nos corresponda.

Toda persona debe estar pendiente (sin obsesionarse, claro) de su peso por cuestiones de salud. Pero los corredores debemos controlar nuestro peso para poder correr mejor y con más felicidad. Cuando corremos con exceso de peso obligamos a nuestro corazón y a nuestros pulmones a trabajar más, ya que tienen que atender a una mayor cantidad de masa corporal. Además el sobrepeso aumenta mucho el riesgo de lesiones por la mayor sobrecarga que impone a nuestros huesos y articulaciones. Una medida muy saludable es la de pesarse una vez a la semana, siempre a la misma hora y con la misma ropa (o mejor desnudo).

RECOMENDACIONES PARA EL CORREDOR
CON SOBREPESO

Vamos a exponer algunas actuaciones sencillas y muy eficaces que pueden permitir a cualquier corredor con unos kilos de más que, junto con el efecto del entrenamiento, pueda normalizar su peso corporal en pocos meses.

1. La motivación y la mentalización

Los alimentos tienen una gran capacidad de desencadenar en nuestro cerebro una recompensa placentera. Por esta causa la comida puede llegar a ser tan adictiva como fumar tabaco, beber alcohol o consumir drogas. Adelgazar exige los mismos planteamientos de motivación como los que se necesitan para enfrentarse al abandono de cualquier otra adicción.

Lo primero que debemos hacer es desarrollar una convincente motivación para adelgazar. Cuando falla este primer paso, la motivación que es endeble va perdiendo fuerza con la abstinencia hasta que se apaga el impulso y volvemos a atracarnos de las mismas cosas y en las mismas cantidades que antes.

¿Qué podemos hacer para reforzar nuestra motivación para perder peso? A continuación se exponen algunos puntos esenciales:

a. Comprar un cuaderno de hojas cuadriculadas. En la primera página debemos escribir las razones por las que emprendemos la aventura de adelgazar.

b. Fijarse unos objetivos concretos y realistas de pérdida de peso. Por ejemplo podemos anotar en el cuaderno que queremos perder 20 kilos de peso en un año y que pretendemos conseguirlo perdiendo entre kilo y medio y dos kilos al mes.

c. Anotar todas las incidencias del proceso de pérdida de peso, incluido un gráfico en el que iremos dibujando la pérdida semanal de peso, para comprobar los progresos en nuestro afán.

d. Haremos constar en el cuaderno los éxitos (cuando

esa semana perdamos más de medio kilo) y los fracasos (esa semana de fiestas en la que engordamos algo) y debemos escribir pensamientos positivos sobre los enormes beneficios que nos reportará el perder esos 20 kilos de grasa. De esta forma reforzaremos nuestra motivación para el objetivo final y evitaremos el rendirnos ante el más pequeño fracaso parcial. Debemos ser muy tolerantes con nosotros mismos, perdonarnos y ser comprensivos con los pequeños fracasos. Si una semana no se pierde peso, en lugar de abandonar y tirar todo el esfuerzo realizado a la basura de la frustración, nos debe servir de estímulo para ser más restrictivos la siguiente semana y compensar así el ritmo de pérdida de peso.

e. Es muy eficaz contar con la comprensión y el apoyo de la familia.

f. Nuestro plan de adelgazamiento debe aproximarse lo más que se pueda a nuestra manera tradicional de comer, la de nuestra familia.

2. *El objetivo de los 50*

Es la forma de perder peso de manera fisiológica, natural. Se trata de perder 50 gramos diarios de grasa corporal, unos 350 g a la semana, un kilo y medio al mes que debemos verificar mediante la báscula.

Cuando se pierde masa grasa con excesiva rapidez, los sistemas de control no tienen tiempo de adaptar su funcionamiento (*resetear* sus valores) para ajustarse a la nueva situación. Y, en consecuencia, el organismo se rebela y se activan poderosos sistemas nerviosos y endocrinos de defensa. El organismo interpreta esa pérdida rápida de peso como una emergencia vital (por ejemplo, una hambruna en circunstancias naturales). Por eso se ponen en marcha poderosos mecanismos que tienden a restablecer los valores de peso de partida. El resultado es que más pronto que tarde se vuelve a recuperar el peso perdido o incluso se sobrepasa.

Por lo tanto, el secreto para que un plan dietético funcione está en no tener prisa y ser constante para lograr que nuestro organismo pierda entre 50 y 100 gramos de grasa cada día. Esto supone entre kilo y medio y tres kilos de grasa al mes, lo que representa una pérdida entre 18 y 36 kilos al año.

3. El examen de conciencia calórico

La experiencia indica que muchas personas casi podrían conseguir ese «Objetivo 50» con suprimir solo algunos caprichos y los pequeños excesos que cometen cada día. Por eso, lo primero que tenemos que hacer, una vez hayamos decidido firmemente que queremos perder peso, es revisar con sinceridad y detalle nuestra manera de comer para sacar a relucir los mayores defectos de nuestra alimentación. Se trata de anotar en el cuaderno o libreta todo lo que comamos a lo largo de una semana, sin olvidar ningún dulce, caramelo, bombón o pastelito, precisando las cantidades consumidas de cada exceso o capricho.

Luego, señalaremos con un rotulador rojo aquello de lo que podríamos haber prescindido: la segunda tostada con margarina en el desayuno, ese pastelito con el café de media mañana, el segundo plato de lentejas en la comida, los tres bombones a media tarde, etc. Se trata de detectar aquellos pequeños excesos diarios de los que nos podríamos haber privado sin que afectara a nuestro equilibrio nutricional.

Quien quiera ajustar su alimentación al gasto energético para tener una situación balanceada, debe comenzar por eliminar aquellos hábitos que nos hacen comer calorías extras, que no nos aportan ningún beneficio. Así, poco a poco, ajustando algunas kilocalorías aquí (tapeo) y otras allá (bombones delante de la tele), en unos cuantos meses y sin apenas darnos cuenta perderemos los kilos que nos sobran.

4. Mejorar los gestos y rituales de las comidas
Controlar algunos gestos sencillos nos puede ser de gran ayuda.

a. Ir a comprar los alimentos siempre después de comer.

b. Ritualizar el acto de comer. Debemos ser conscientes de cada movimiento al comer y evitar comer sin pensar en lo que estamos haciendo. No se debe comer mirando la tele.

c. Comer despacio y convencer al resto de la familia que adopte también este patrón más saludable. La velocidad a la que se come tiene mucho que ver con la saciedad: comer despacio sacia más (por eso tardan en servir en los restaurantes).

d. Nunca se debe dejar la sopera llena de lentejas, la fuente con los filetes y huevos fritos o la panera llena de trozos de pan al alcance de la mano.

MENÚ HIPOCALÓRICO Y EQUILIBRADO
DE 1.500 KILOCALORÍAS

Aquí describiremos un modelo de plan que permitirá a cualquier corredor o corredora perder peso, en combinación con el ejercicio diario. Cada cual puede ajustarlo en más o en menos según le vaya indicando la báscula. El procedimiento es sencillo, solo tenemos que aumentar o disminuir el tamaño de las raciones.

Hay que tener en cuenta que las kilocalorías que se adjudican son aproximadas y pueden oscilar según la forma de cocinado y la cantidad de aceite que se haya utilizado.

El desayuno: 210 kilocalorías

Un vasito de zumo natural, alternando los de naranja o de granada u otro de nuestra preferencia, ricos en fibra, vitaminas y antioxidantes. Una taza de café u otra infusión con leche desnatada, y, si precisamos endulzar, usar un edulcorante. Media tostada (50 g) de pan integral con una fina loncha de fiambre o una ración (30 g) de cereales con fibra.

A media mañana: 200 kilocalorías

Podemos tomar café con leche o una infusión acompañada de una rebanada de pan integral de molde tostada (30 g), con unas gotas de aceite de oliva virgen o una loncha fina de queso, y una pieza pequeña de fruta del tiempo o un zumo natural.

La comida: 400 kilocalorías

El almuerzo debe comenzar con una ensalada de lechuga, tomate y algunos otros vegetales que nos agraden, aliñados con una sola cucharada de aceite de oliva virgen y vinagre o limón y muy poca sal. Si queremos poner aguacate, tenemos que suprimir el aceite de oliva. La ensalada se puede sustituir por un gazpacho sin pan. En meses más fríos el primer plato puede ser de verduras cocidas (coliflor, brócoli, judías verdes) o legumbres.

De segundo plato, una pieza de 100 g de cualquier carne sin grasa visible, que se acompañará de una guarnición compuesta por 100 g de cualquier verdura, hortaliza o cereal (arroz, pasta).

De postre, una pieza o porción de fruta.

La merienda: 200 kilocalorías

Se trata de romper el ayuno de la tarde. Un café con leche o una infusión, además de una rebanada de pan como a media mañana y un vaso de zumo o una pieza de fruta.

La cena: 400 kilocalorías

Debe comenzar con una sopa de verduras, verduras cocinadas o puré de verduras (que no sea de patatas ni de zanahorias) o alguna sopa fría. De segundo, 150 g de pescado o un huevo, acompañados de verduras o cereales.

De postre, una porción de queso fresco o curado de unos 30 g o un yogur.

La poscena: 70 kilocalorías

Se puede comer tres nueces.

La recena: 100 kilocalorías

Si se ha cenado temprano, antes de acostarse tomar un vaso de leche desnatada o un yogur.

Recomendaciones generales

No utilizar más de 6 cucharadas de aceite de oliva al día. Evitar los alimentos fritos o empanados. La leche y los lácteos siempre desnatados. No consumir mantequilla o margarina. Se puede tomar una copa de vino o de cerveza en el almuerzo y otra en la cena. Supone un aumento de unas 100 kcal en cada consumo. No usar azúcar, solo edulcorantes artificiales; cualquiera de los que estén en el mercado no tienen efectos negativos sobre la salud a las dosis de uso habituales. Evitar las bebidas carbónicas o zumos artificiales que contengan azúcar. Beber al menos un vaso de agua en el almuerzo y la cena y un litro de agua fuera de las comidas.

La ciencia ha demostrado que algunas vitaminas y minerales se precisan en dosis superiores a las recomendadas para evitar una enfermedad carencial. Por ello es muy aconsejable en planes de adelgazamiento complementar el aporte de vitaminas y minerales con una dosis diaria de cualquier complejo polivitamínico y polimineral de calidad. Esto adquiere una mayor importancia en corredores.

LOS MITOS EN TORNO A LA ALIMENTACIÓN DEL CORREDOR

El mundo del deporte profesional está lleno de mitos alimentarios que pretenden convencer que consumiendo determinados productos o comiendo ciertos alimentos vamos a multiplicar nuestro rendimiento deportivo. Esto es un gran negocio como se ve en las numerosas tiendas de nutrición deportiva o en los anaqueles abarrotados de productos que se venden en los gimnasios.

Algunos atletas profesionales necesitan unas condiciones nutricionales determinadas, pero no el corredor recreacional, salvo cuando decida prepararse para una carrera de larga distancia, como una maratón. En el último capítulo hablaremos de estos requerimientos especiales. Todo lo demás es falsedad y márketing sin fundamento. Y tengan cuidado porque el consumo de algunos productos, sin el asesoramiento profesional adecuado, puede ocasionar perjuicios a su salud. Yo recuerdo a una compañera del club de maratón al que pertenezco, que en su afán por lograr mejores marcas en las carreras en las que participaba, se bebía viales de glucosa pura por docenas, porque decía que eso le proporcionaba «una fuerza súper». Ese exceso sometió a su páncreas a una sobrecarga excesiva y desarrolló una diabetes, sin tener ningún otro factor de riesgo ni antecedentes familiares.

Yo lo único que recomiendo es tomar tres veces a la semana una cápsula de algún complejo polivitamínico y polimineral de calidad, ya que el entrenamiento lo requiere. Puede aumentarse la dosis a una cápsula al día para aquellos corredores que sigan algún plan hipocalórico para bajar de peso. Está demostrado que por debajo de 1.500 kilocalorías no es posible adquirir todas las vitaminas y minerales necesarios.

LA HIDRATACIÓN

El nutriente más importante es el agua. Podemos estar varios días o semanas sin comer, pero apenas aguantaremos unos pocos días sin beber. Más del 65 % de nuestro peso es agua. El agua cumple funciones esenciales para la vida que se afectan si el nivel de agua en nuestro organismo desciende por debajo de ciertos límites (deshidratación). Por estas razones nuestro cuerpo debe contener la cantidad de agua correcta (hidratación). Si esto es importante para cualquier persona, lo es sobre todo para el corredor, ya que el ejercicio físico produce una pérdida de agua tanto en forma de sudor como de vapor de agua metabólica con el aliento.

El nivel de hidratación de nuestro cuerpo debe ser el

adecuado. Un exceso de líquidos obligará al organismo a poner en marcha los mecanismos de eliminación de ese exceso y pasaremos todo el entrenamiento o la carrera en la que participemos orinando. Una deficiencia de agua puede conducirnos sin que apenas lo advirtamos a padecer una deshidratación aguda. También puede darse el caso de aquellos corredores que corren cada día y que no hidratan lo suficiente y pueden llegar a desarrollar una deshidratación crónica que les cause problemas renales y de otro tipo.

El gasto de agua durante la carrera depende de las condiciones atmosféricas (calor, humedad), de la intensidad de la carrera y de las condiciones físicas de cada persona. Por eso es interesante aprender a estimar de manera aproximada y personal cuánto líquido se pierde cada hora de carrera. Es muy sencillo. Nos pesamos antes de salir a correr, bebemos una cantidad conocida de líquidos, por ejemplo una botella de medio litro de agua (son aproximadamente 0,5 kg), y nos pesamos al acabar la hora de carrera. Dado que la pérdida de peso por consumo de metabolitos es muy pequeña en una hora de carrera, casi toda la pérdida de peso se deberá al agua gastada. Aplicamos la fórmula:

Agua gastada = Peso corporal antes del ejercicio (kg)
+ agua ingerida (kg)
– peso después del ejercicio (kg)

También podemos calcular el porcentaje de deshidratación que se ha producido en nuestro organismo en una determinada sesión de entrenamiento, a una intensidad de carrera y bajo determinadas condiciones atmosféricas. Para ello, aplicaremos la siguiente fórmula:

$$\text{Deshidratación (\%)} = \frac{(\text{Peso corporal antes de correr (kg)} - \text{peso corporal después de correr}) \times 100}{\text{Peso corporal antes de correr}}$$

Si perdemos menos del 5 % de nuestro peso, estaremos ante una deshidratación leve que puede estar dentro de lo que es normal en una carrera. Entre el 5 y el 10 % nos encontramos ante una deshidratación con riesgos hemodinámicos y por encima del 10 % la deshidratación podría llevarnos hasta el colapso.

Es importante también saber que el líquido que se ingiere mientras corremos tarda unos minutos en absorberse por el intestino y llegar a nuestras células. Por eso hay que comenzar a beber antes de que se tenga sed y debemos espaciar la bebida a lo largo de toda la carrera. La mejor bebida es el agua, siempre que se ingiera de vez en cuando algo salado o simplemente metamos en la boca unos granitos de sal. Las bebidas isotónicas deportivas suelen estar balanceadas de minerales para permitir una correcta hidratación y aporte de sodio. Pero, por encima de todo, debemos beber lo que más nos guste y nos siente bien.

6

Respiración y refrigeración

RESPIRAR ES VIDA

Respirar es tan importante que la mayor parte de las personas nos moriríamos si dejáramos de respirar durante más de un minuto. Respirar es algo que está profundamente grabado en nuestro cerebro hasta el punto de que se convierte en un movimiento automático, que no depende de la voluntad. No dejamos de hacerlo desde que damos el primer grito al nacer hasta que exhalamos nuestro último soplo al morir.

Respirar, en el sentido del término al que nos vamos a referir, cumple importantes misiones para nuestra vida y nuestra salud. Pero, en lo que nos atañe como corredores, tenemos que considerar tres funciones fundamentales de la respiración que vamos a comentar con un cierto detalle: captar oxígeno del aire, expulsar el anhídrido carbónico (CO_2) y regular la temperatura corporal.

La respiración se ejerce mediante la expansión y retracción rítmica de ese fuelle que son los pulmones, lo que se logra gracias a la contracción de los músculos respiratorios. El aire que penetra renovado en los pulmones sirve para oxigenar la sangre que los riega y permitir que se expulsen otros gases al exterior.

La mayor parte del tiempo de nuestra vida no somos conscientes de que respiramos. Esto se debe a que los movimientos respiratorios son automáticos y que se ajustan en cada momento a las necesidades de nuestro organismo. Pero, a diferencia de lo que sucede con el ritmo cardiaco (que es automático e involuntario), nosotros podemos modificar el ritmo respiratorio (es automático, pero voluntario) siempre que lo deseemos. Haga la prueba ahora mismo. Si quiere puede respirar más deprisa, o hacerlo más lento, o incluso se puede permitir dejar de respirar todo el tiempo que su organismo aguante. Esto es algo que ninguno de nosotros podría hacer con su corazón.

Normalmente el automatismo respiratorio se establece en unas 17 respiraciones por minuto en reposo, en un proceso que suele estar sincronizado con la frecuencia cardiaca. Cada respiración mueve medio litro de aire, lo que significa unos 7 a 8 litros de aire por minuto. La respiración ocurre en dos fases: la inspiración y la espiración. Y es muy importante aprender a respirar correctamente para obtener más salud y felicidad tanto para nuestra vida habitual como para nuestra actividad deportiva.

LA RESPIRACIÓN Y EL OXÍGENO

El aire que respiramos contiene un 20 % de oxígeno. Cuando este gas penetra en los pulmones durante la inspiración, circula por la compleja red de tuberías que son los bronquios y llega a los alveolos, que son como unos saquitos de finas paredes, rodeados de capilares sanguíneos. El oxígeno pasa desde el aire de los alveolos (donde está a más presión) a la sangre, que tiene menor presión de oxígeno. El oxígeno es transportado al interior de los glóbulos rojos, que son las células sanguíneas encargadas de su distribución por todo el organismo. Cuando el oxígeno llega al músculo, se suelta de los hematíes y pasa al interior de las células musculares (donde está a menos presión) y se distribuye por las membranas de las mitocondrias para oxidar los nutrientes y generar energía, como ya hemos visto.

En reposo, el consumo de oxígeno es bajo y está directamente relacionado con las necesidades energéticas basales de nuestro metabolismo. Para un metabolismo basal normal, de 0,9 a 1 kcal/kg de peso/hora, el consumo de oxígeno es de 3 a 4 mL/kg de peso/minuto.

Cuando comenzamos a correr, nuestros músculos comienzan a solicitar más oxígeno. La respiración se acelera para proporcionarlo y se dilatan las arterias musculares para que llegue más sangre y se acelera el ritmo cardiaco. Todos estos cambios y otros más tienen por misión aumentar la capacidad de utilización de oxígeno por el músculo. Cuanto más deprisa corramos, más aumentarán las necesidades de oxígeno y más aumentará la velocidad de captación y utilización del oxígeno por el organismo.

Si seguimos aumentando la velocidad de nuestra carrera, llegará un momento en que nuestros dispositivos orgánicos no serán capaces de proporcionar más oxígeno. Los sistemas metabólicos del músculo ya no podrán quemar oxígeno a más velocidad. Percibimos que no podemos más. Nuestros pulmones parecen ir a estallar en el intento de meter más aire dentro de nuestro cuerpo. En este momento hemos alcanzado la máxima velocidad de utilización de oxígeno por nuestro organismo. Es lo que técnicamente se denomina VO_2max. Este parámetro es de gran importancia tanto para el entrenamiento deportivo como para la prescripción médica del ejercicio físico. Como veremos la VO_2max se puede aumentar con el entrenamiento y los beneficios que se obtienen no solo redundan en una carrera más cómoda y más rápida, sino que benefician a nuestra salud general y en especial a nuestra salud cardiovascular y metabólica. Estamos más sanos cuanta mayor sea nuestra VO_2max.

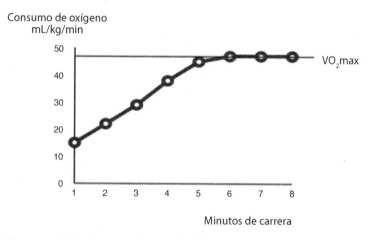

Figura 8. Relación entre intensidad de la carrera y consumo de oxígeno en un deportista aficionado.

Una persona sedentaria tiene una VO_2max entre 30 y 45 mL/min/kg de peso. Estos valores van disminuyendo con la edad, aproximadamente un 10 % por década a partir de los 25 años de edad. Pero si esa persona se somete a un plan de entrenamiento aeróbico podría aumentar su VO_2max hasta alcanzar los 50 a 55 mL/min/kg. Un corredor de más de 50 años puede tener una VO_2max cercana a 60 mL/min/kg. Con entrenamiento el ritmo de reducción de la VO_2max por la edad es de solo 5 % por década.

Un plan de entrenamiento integral como el que describiremos aumenta la capacidad de utilización del oxígeno porque:

1. Aumenta la vascularización capilar de los músculos; la sangre llega con mayor facilidad a todos los rincones musculares.

2. Aumenta el número y la eficacia metabólica de las mitocondrias, lo que permite procesar el oxígeno a mayor velocidad para producir energía.

3. Aumenta la expresión de ciertos genes que controlan el consumo de oxígeno y la oxidación de los combustibles en las células musculares.

4. Las adaptaciones cardiacas y respiratorias permiten que el oxígeno llegue con más facilidad a las células musculares. Cuanto más eficientes sean nuestros músculos en utilizar el oxígeno para quemar combustible, más energía producirán y durante más tiempo.

Los beneficios obtenidos al entrenar unos minutos cada día no solo se ejercen durante esos minutos de acción, sino que se extienden al resto de horas de reposo. Se dota a nuestro organismo de una mejor capacidad de oxigenarse incluso mientras estamos sentados o dormimos.

MÉTODOS DE MEDIDA DE LA VO_2MAX

Es útil tener una idea de cuál es nuestra velocidad máxima de consumo de oxígeno. Nos permite valorar nuestra forma física, ya que la capacidad máxima de nuestro organismo para consumir oxígeno (VO_2max) es uno de los principales indicadores de la forma física (*fitness*).

También será muy útil como indicador de la progresión de nuestro entrenamiento. Hay varios métodos para calcular el valor de VO_2max.[*]

1. Cicloergometría: El volumen de oxígeno que consume el organismo se puede medir directamente mediante técnicas de espirometría en laboratorios especializados. Se coloca al sujeto sobre una cinta o una bicicleta fija y se le hace respirar a través de un dispositivo que mide continuamente la cantidad de oxígeno que está consumiendo y el CO_2 que está produciendo mientras realiza un ejercicio programado de intensidad creciente. Con estos métodos, un adulto sedentario puede alcanzar una VO_2max de 35 mL/kg/min. Un atleta puede llegar a 90 mL/kg/min.

2. Test de Cooper: Es un test sencillo, de campo, que evalúa el consumo de oxígeno indirectamente y no necesita instalaciones complicadas.[**] Se puede realizar en una pista atlética o en una cinta de gimnasio. El sujeto realiza un calentamiento suave durante 10 minutos, pone el cronómetro a cero y corre durante 12 minutos a la mayor velocidad posible (en una escala subjetiva de 0 a 10, debe correr a 9). Se anota la distancia recorrida. Los resultados se pueden calcular aplicando la fórmula:

$$VO_2max = 22,351 \times distancia\ en\ km - 11,288$$

Supongamos que se han recorrido 2,4 kilómetros en los 12 minutos. Esto equivale a una velocidad de 12 km/hora y una VO_2max. de 42,3 mL/kg/min.

[*] VO_2max Calculator. <*http://www.shapesense.com/fitness-exercise/calculators/vo2max-calculator.aspx*>.
[**] Test de Cooper y VO_2max. Marzo de 2012. <*http://burgalesesenelrunning.blogspot.com.es/2012/03/test-de-cooper-y-vo2-max.html*>.

3. Frecuencia cardiaca: El consumo de oxígeno guarda relación directa con la frecuencia cardiaca, por eso podemos realizar una evaluación aproximada de nuestra VO_2max mediante los parámetros Frecuencia cardiaca máxima, FCMx = 208 − (0,7 × edad), y la Frecuencia cardiaca basal en reposo (FBR). Se aplica la siguiente fórmula:

$$VO_2max = 15,3 \times FCMx / FBR$$

En el ejemplo de la joven sedentaria de 30 años que planteamos al hablar del corazón, su VO_2max sería: 15,3 × 182/62 = 44,9 mL/kg/min.

LA RESPIRACIÓN Y EL CO_2

Casi podríamos decir que la expulsión del anhídrido carbónico es la principal función de los pulmones. Es casi más importante que la captación de oxígeno. Se puede respirar en ambientes con muy poco oxígeno como sucede en las grandes altitudes. El organismo dispone de numerosos mecanismos para sacar partido a un mínimo de oxigeno sin que se ocasionen graves alteraciones. Los grandes alpinistas, con una aclimatación adecuada, pueden conseguir subir sin oxígeno los más de 8.000 metros del Everest. Pero no se puede vivir ni un minuto sin poder expulsar el CO_2, ni se puede aguantar mucho tiempo en una atmósfera rica en CO_2 (la asfixia típica en las bodegas de vino, donde al fermentar la uva se libera gran cantidad de CO_2).

El exceso de CO_2 en la sangre es el más potente estímulo del centro respiratorio. Cuando se aguanta la respiración hasta que ya no se puede más y el cerebro nos obliga a coger una bocanada de aire, el estímulo que activa esta respuesta defensiva en los centros nerviosos no es la deficiencia de oxígeno, sino el exceso de CO_2. Además, cuando hacemos el boca a boca para resucitar a alguien, lo que le introducimos en los pulmones es nuestro aire espirado, rico en CO_2.

Esta circunstancia fisiológica adquiere especial relevancia durante el ejercicio físico, ya que uno de los principales desechos originados por el metabolismo en el músculo es el CO_2. Cuando aumenta un poco el CO_2 en la sangre, se comporta como un ácido y se origina una alteración que se denomina acidosis, que altera el funcionamiento de numerosos sistemas bioquímicos y fisiológicos. Es decir, un poquito de más de CO_2 es más dañino que una pequeña deficiencia de oxígeno. De ahí la importancia del aparato respiratorio para eliminar todo el CO_2 que se produce en nuestro organismo.

CÓMO ENTRENAR LOS PULMONES

Muchos corredores asumen sin dificultad que tienen que entrenar sus piernas y su corazón, como hemos comentado antes. Pero muy pocos corredores comprenden que también tienen que entrenar sus pulmones. Los corredores compartimos esa necesidad con los cantantes.

Un aparato respiratorio bien entrenado y mantenido y una correcta técnica de respiración pueden mejorar mucho la eficacia de nuestra carrera y nos proporciona más resistencia a la fatiga. Los músculos respiratorios también hay que fortalecerlos.

Aunque los movimientos respiratorios son automáticos, los músculos respiratorios dependen de nuestra voluntad. Los movimientos respiratorios están gobernados por dos grupos de músculos. Unos son los músculos intercostales, que, cuando se contraen, separan las costillas y aumentan el volumen de la caja torácica. Deje un momento de leer y contraiga y relaje sus músculos intercostales. Verá cómo las paredes del tórax se mueven. Pero el músculo respiratorio más importante es el diafragma, una lámina muscular horizontal que separa el tórax del abdomen. Cuando se contrae, desciende y presiona el abdomen, que al aumentar la presión se abomba hacia afuera y aumenta el tamaño del tórax. Esto permite que los pulmones se expandan y se llenen de aire. Coloque la palma de la mano sobre el vientre y al inspirar contraiga el diafragma, verá cómo la pared del abdomen se desplaza hacia delante. Luego espire y relaje el diafragma; constatará que la pared del abdomen se mete para adentro.

El diafragma más que un músculo respiratorio es un masajeador vascular, digestivo y nervioso. Lo atraviesan importantes vísceras como la vena cava, que trae la sangre de toda la parte inferior del cuerpo, la aorta, que es la mayor arteria del organismo que manda la sangre a más de la mitad del cuerpo, el esófago, el nervio frénico. Además, el diafragma está unido a las cubiertas fibrosas que recubren los pulmones (la pleura) y el corazón (el pericardio). Cuando el diafragma se contrae, presiona las principales vísceras abdominales, como el hígado. El movimiento del diafragma mueve medio organismo y a través de esa conexión ejerce importantes funciones. Muchas de ellas son muy beneficiosas durante la carrera y todas lo son para el resto de nuestra vida.

LA RESPIRACIÓN ABDOMINAL

La respiración profunda es una respiración completa en la que intervienen todos los músculos respiratorios con el fin de lograr el máximo movimiento muscular y en la que el diafragma juega un papel muy importante; por eso también se la denomina respiración abdominal. Vamos a ver cómo se respira de esta forma.

Lo primero que hay que hacer es controlar el movimiento de los músculos respiratorios y, por lo tanto, el movimiento de los pulmones. Vamos a hacer una prueba. Hay que sentarse en una postura cómoda, desabrocharse lo que sea preciso para que nada nos oprima y adoptar una actitud relajada. ¿Ya está? Bien, lo primero es expandir la parte superior de las costillas, la zona que cae entre los hombros. Inténtelo varias veces. Luego expanda la parte media de las costillas. Al principio es un poco complicado, pero enseguida se aprende. A continuación expanda la parte inferior de las costillas. Y ahora vamos con el diafragma. Repita los movimientos que hemos visto antes y compruebe el abombamiento del abdomen con la palma de la mano.

Es necesario practicar un par de veces al día estos movimientos hasta lograr una inspiración completa: primero, parte superior de las costillas, luego parte media, a continuación parte inferior y finalmente el diafragma. Los pulmones están completamente llenos de aire. Ahora emprendemos el movimiento en sentido inverso, la espiración. Primero relajamos el diafragma, luego las costillas inferiores, las medias y las superiores. Debemos practicar este movimiento respiratorio por etapas hasta que lo dominemos. Si en cualquier instante nos entra ahogo, respiramos con normalidad durante un minuto y retornamos a los ejercicios. El siguiente paso consiste en realizar la respiración profunda de una forma continua pero sin omitir ninguna de sus fases. Inspiración y espiración con calma, sin ahogarnos, sin que suponga un esfuerzo excesivo.

Esta respiración es relativamente fácil de realizar cuando estamos en reposo tranquilamente sentados en casa. Otra cosa diferente es lo que sucede cuando corremos. Al hacer ejercicio aumenta el trabajo respiratorio. Se necesita captar más oxígeno para que los músculos produzcan energía, es necesario expulsar el exceso de CO_2 que se está produciendo y hay que controlar el exceso de calor que los músculos están generando en su contracción. Todo esto se consigue porque durante el esfuerzo físico se acelera automáticamente el ritmo respiratorio.

Una vez que dominemos la técnica respiratoria en reposo podremos comenzar a intentar practicarla mientras corremos. Debemos de esforzarnos por mantener una respiración abdominal durante la carrera. Al principio nos resultará un poco complicado, pero con el entrenamiento llegaremos a respirar correctamente mientras corremos. Al principio, si es preciso, los entrenamientos respiratorios los podemos realizar a un trote más pausado y por terreno llano hasta dominar la técnica.

EL TEMIDO FLATO

¿Quién no lo ha padecido alguna vez? Vas corriendo y de repente notas una punzada aguda en un costado o en la parte alta del pecho. A veces es como si te sujetaran el pulmón con un gancho. Es el flato. Si sucede de vez en cuando, no hay que darle importancia, solo averiguar cuál es el factor desencadenante; si se padece con excesiva frecuencia, entonces hay que consultar con el médico para descartar algún problema grave.

Los flatos se deben a espasmos musculares del diafragma y de los otros músculos respiratorios o de sus ligamentos. También pueden tener un origen vascular. Las causas dependen de cada persona. A unos les influye una postura incorrecta durante la carrera, a otros los cambios bruscos de temperatura (echarse agua fría por encima en plena carrera). En mi caso siempre me da flato el contacto de la camiseta fría y mojada por haberme echado agua por encima, con la piel muy caliente.

Lo mejor es la prevención. Pero, una vez que aparece, lo que más alivia el dolor es aflojar la velocidad y concentrarse en la respiración. Hacer respiración abdominal y dirigir la inspiración hacia la zona del flato, reteniendo el diafragma abombado sobre la zona afectada. A mí siempre me ha dado muy buen resultado esta técnica.

EL CONTROL DE LA TEMPERATURA CORPORAL

El ser humano es también único entre el resto de los animales en lo que se refiere a la regulación de la temperatura corporal.[*] Somos seres homeotermos, es decir, que mantenemos nuestra temperatura corporal constante, en torno a 37 °C. Pero disponemos de mecanismos únicos para regular nuestra temperatura en ambientes calurosos o cuando tenemos que eliminar el exceso de calor que genera nuestro cuerpo durante la carrera. Nuestra capa-

---

[*] F. Marino, «The evolutionary bases of thermorregulation and exercise performance», *Medicine Sport Science*, 53, pp. 1-13, 2008.

cidad de adaptarnos a los ambientes fríos no es tan eficaz.*
Aquí la evolución no tuvo que esforzarse ya que inventamos los vestidos con los que cubrirnos y las casas donde cobijarnos.

La razón fundamental de estas peculiaridades es que somos los únicos mamíferos que no tenemos todo nuestro cuerpo cubierto de pelo. Somos el mono desnudo, como lo describe Desmond Morris. Esto nos permite disfrutar de mecanismos de regulación de la temperatura corporal que no poseen aquellos animales que tienen el cuerpo cubierto de pelo o de pluma. Por eso estamos muy bien diseñados para poder correr largas distancias en ambientes calurosos. Esas fueron las condiciones en las que tuvieron que evolucionar nuestros ancestros en las calurosas sabanas arbustivas de África.

FÍSICA DEL CONTROL DE LA TEMPERATURA

Normalmente corremos en el exterior, por eso uno de los factores que más nos afecta es el clima. A veces corremos con frío, lluvia, viento, nieve, sol, calor, humedad, sequía y sus combinaciones. Por eso debemos de conocer cómo protegernos en las condiciones climáticas adversas para correr con más salud y felicidad. Son tres los principales mecanismos físicos responsables del control de nuestra temperatura corporal. En ellos, como veremos, se fundamentan los dispositivos que debemos de emplear mientras corremos en ambientes fríos o calurosos.

* J. King, «Thermorregulation: Phisiological responses and adaptation to exercise in hot and cold environments». <*http://www. abc-bodybuilding.com/magazine04/thermoregulation.htm*>.

1. La radiación

Es el mecanismo que permite intercambiar el calor corporal con los objetos del entorno sin que exista contacto físico con ellos. Si vamos corriendo vamos radiando parte del calor que están generando nuestros músculos. Cuando hace mucho frío, este mecanismo permite refrigerarnos rápidamente, pero si la refrigeración es excesiva puede producirnos hipotermia. Si hace mucho calor nos enfrentamos a dos problemas. Por una parte la radiación no funciona si la temperatura del aire exterior es superior a la temperatura corporal (correr a más de 37 °C). Se puede dar el camino inverso, que el aire de fuera nos caliente. Esto también ocurre cuando corremos bajo el sol en verano. El sol radia su calor a nuestro cuerpo. En estas condiciones, por ejemplo, es interesante llevar algo de ropa holgada, que deje circular el aire, pero que detenga la radiación solar, y correr por la sombra siempre que se pueda. Si es invierno o primavera, correr por el sol en zonas del sur puede ayudarnos a mantenernos calientes.

2. Conducción

Es el mecanismo que transmite el calor a los objetos que están en contacto directo con nuestro cuerpo, como la ropa y la lámina de aire sobre nuestra piel. Este mecanismo deja de funcionar si la temperatura exterior supera la de nuestro cuerpo. En ambientes fríos se trata de evitar que perdamos calor por este mecanismo. La solución es la ropa adecuada, como se explicará más adelante.

3. Convección

Es el mecanismo que permite la pérdida de calor mediante el movimiento de las moléculas de aire que al calentarse pesan menos y ascienden. Por eso cuanto más se mueva el aire a nuestro alrededor, más nos enfriamos, de ahí la importancia de la velocidad del viento mientras corremos. Este es el fundamento físico del abanico y la explicación del fresquito que sentimos al salir del agua en la playa cuando sopla el poniente. En invierno es útil correr con un cortaviento que anule este importante proceso de enfriamiento de nuestro cuerpo.

MECANISMOS PARA REFRIGERARSE

Todos los datos sugieren que, a lo largo de la evolución, un animal sin pelo, bípedo, trotador de largas distancias en una sabana arbustiva muy caliente tuvo que desarrollar potentes mecanismos para refrigerar el cuerpo. El controlador central de todo el proceso es el hipotálamo, que es capaz de captar la temperatura externa y la temperatura interna de nuestro organismo y dar lugar a una respuesta adecuada a través de las hormonas y los neurotransmisores que controla este centro cerebral. Nuestra herencia evolutiva quedó plasmada en los eficaces mecanismos de los que hoy disponemos para refrigerar nuestro cuerpo cuando corremos, sobre todo en un ambiente caluroso.

1. Respiración

En cada espiración eliminamos una pequeña cantidad de vapor de agua a 37 °C. A lo largo del día, en condiciones normales, se pueden llegar a eliminar casi 400 mL de agua caliente con el aire espirado. Todos sabemos que cuando queremos calentarnos las manos nos echamos el aliento, o que si echamos el aliento sobre un cristal frío se empaña por el vapor de agua que se ha condensado.

2. Sudoración

La activación de las glándulas sudoríparas de la piel, que secretan un líquido acuoso rico en sales minerales (sudor), es un mecanismo muy eficaz de refrigeración y típicamente humano, ya que el sudor es poco eficaz en la piel cubierta de pelo de los animales. Un perro refrigera sacando la lengua para evaporar saliva. Es el mecanismo de refrigeración más eficaz cuando corremos y llega a ser responsable del 80 % de la pérdida de calor. Con el calor de la piel se evapora el sudor que la recubre. Para ello el sudor roba calor a la piel, que se enfría. Este frío se transmite a los vasos que riegan la piel, se enfría la sangre que transportan y por esa vía se refrigera el resto del organismo.

La eficacia del sudor depende de muchos factores. Es más eficaz (más evaporación) cuanto mayor sea la temperatura exterior y cuanto más viento haya, ya que se renueva rápidamente la lámina de aire en contacto con la piel. Se reduce la evaporación y, por tanto, la eficacia del sudor cuanto mayor sea la humedad ambiental (efecto sauna). Si se corre en un ambiente caluroso, el cuerpo puede llegar a perder 1 litro de sudor por cada metro cuadrado de superficie corporal y por hora. Esto representa para un individuo de talla normal una pérdida de 1,5 a 2 litros de sudor por hora de carrera, casi un 3 % del peso corporal. Cuando se corre en esas condiciones hay que beber líquidos en abundancia para evitar la deshidratación.

3. Vasodilatación cutánea

Cuando necesitamos eliminar el calor, los vasos de la piel se dilatan (la piel enrojece) y esto hace que aumente la circulación de la sangre caliente bajo la piel que se está enfriando por el sudor. Ceden el calor a la piel para que siga evaporando el sudor y la sangre se refrigera.

MECANISMOS PARA CALENTARSE

Ya hemos dicho que las circunstancias de nuestra evolución ocasionan que nuestro organismo sea más eficaz para enfriarse que para calentarse. Si la temperatura desciende por debajo de 35 °C comienza el peligro de hipotermia. El hipotálamo se activa y a través del sistema simpático manda señales de emergencia que activan una serie de mecanismos de calentamiento.

1. Temblor o tiritona
Se produce la contracción rápida e involuntaria de algunos músculos que tienen la misión de producir calor. La contracción involuntaria de los maseteros hace castañetear los dientes.

2. Piloerección
Se contraen músculos superficiales de la piel que permiten reducir la superficie cutánea y disminuye la pérdida de calor. El vello de la piel se eriza. Es lo que se denomina piel de gallina.

3. Palidez
Se produce una vasoconstricción de las arterias cutáneas. Circula menos sangre por la superficie de la piel con lo que se evita la perdida de calor.

4. Activación metabólica
Se ponen en marcha algunos procesos metabólicos cuya misión es solo generar calor, como es el caso de la llamada grasa parda.

Aquellas personas que vivan en zonas donde las condiciones climatológicas son adversas, sobre todo durante el invierno, no tienen más remedio que habituarse. Una buena motivación ayuda, como puede ser el salir a correr en compañía o el tener alguna carrera popular a la vista. De cualquier forma no se trata de acciones heroicas, pero una serie de medidas pueden ayudarnos a que correr en malas condiciones climatológicas no sea tan desagradable como parece.

1. Mantener los pies calientes y secos

Es preciso llevar unos buenos calcetines, incluso dos pares, y unas zapatillas de trama densa que sean impermeables. En caso de zonas muy lluviosas y con charcos abundantes habrá que considerar utilizar zapatillas con Gore-tex.

2. Ropa adecuada

Se dice que no hay clima malo sino ropa inadecuada. Hoy disponemos de toda una amplia gama de prendas deportivas que pueden permitirnos correr con comodidad aun en las condiciones más difíciles. A la hora de elegir qué ponernos para correr en un día desapacible, es preciso buscar un equilibrio entre estar caliente y no sudar demasiado. Una solución eficaz es vestirse como si hubiera 20 °C más, aunque al principio sintamos un poco de frío. Además, debemos de vestirnos por capas: está demostrado que es más efectivo llevar tres prendas finas, que permitan el calentamiento del aire entre ellas, que vestir una sola prenda gruesa. Lo que se recomienda es una camiseta de tejido técnico pegada al cuerpo, que expulsa el sudor, una segunda prenda de material similar como propileno, capileno o lana sintética y encima un cortaviento impermeable con cremallera. Podemos cubrir las piernas con unas mallas finas y las manos con guantes. Si hace mucho frío también deberíamos proteger la cabeza con un gorro. Una prenda que es esencial para correr con frío es una braga térmica para proteger el cuello y parte de la cara. También permite respirar a su través un aire algo más caliente.

3. Calentamiento previo

Moverse lo suficiente dentro de casa o subir y bajar las escaleras para activar la circulación pero sin romper a sudar. Si tienes que esperar a alguien, hazlo dentro de casa o dentro del coche.

4. Protegerse del viento

Lo que más enfría el cuerpo es el viento. Siempre que se pueda elegir, los días ventosos debemos comenzar a correr contra el viento y regresar a favor del viento. De esta forma evitamos que nos dé directamente el viento frío en el pecho cuando ya estamos sudando. Es muy eficaz untarnos de vaselina o con algunos productos similares que nos proporcionarán aislamiento y protección, al menos al comienzo de la carrera.

5. Protegerse de la lluvia

El frío seco es más tolerable que el frío húmedo. Debemos mantenernos lo más secos posible antes, durante y tras la carrera. Llevar en el coche calcetines y zapatillas de repuesto y una toalla de playa. Si hay muchos charcos se pueden enfundar los pies con los calcetines puestos dentro de bolsas de plástico y luego ponerse las zapatillas.

6. Calentamiento tras la carrera

En días muy fríos y ventosos la temperatura corporal puede descender rápidamente tras dejar de correr. Debemos cambiarnos inmediatamente toda la ropa con la que hemos corrido (incluidos los sujetadores en las mujeres), ponernos ropa seca y beber algo caliente. Si vamos en coche hasta la zona de carrera, es aconsejable llevar un termo con té o café bien caliente.

CORRER CON CALOR Y HUMEDAD

El cuerpo genera gran cantidad de calor mientras corremos. En climas cálidos, sobre todo durante la primavera y el verano se reduce mucho la capacidad de refrigeración y se puede llegar a sufrir de hipertermia o de golpe de calor, que son situaciones muy peligrosas para la salud. Pero siguiendo unas normas sencillas podemos correr con seguridad y comodidad aun en pleno verano.

1. Protección hidrosalina

Es esencial una buena hidratación, para ello hay que beber agua en abundancia antes, durante y después de la carrera. Con calor no se puede esperar a tener sed para beber. Con el sudor también se pierden sales, por eso hay que reponer el sodio (con algo salado), el potasio (comer un plátano) y el calcio (un yogur). Al final de la sesión podemos beber alguna bebida deportiva rica en minerales o un buen zumo de cítricos que nos preparemos en casa.

Nuestro centro de control que es el hipotálamo está midiendo continuamente el contenido en agua y la concentración de sales de nuestro cuerpo. Cuando el contenido de agua desciende y/o aumenta el contenido en sales, se dispara el mecanismo de la sed: hay que beber algo. Si no hacemos caso a la advertencia de la sed (la boca seca), tenemos el peligro de deshidratarnos o de sufrir un golpe de calor.

Conviene beber con frecuencia pero poca cantidad cada vez. Si hace mucho calor y humedad, además del agua hay que tomar unos granitos de sal. No es bueno beber demasiada agua de golpe, como hacen algunos en la salida de una prueba deportiva. El agua en gran cantidad es un potente diurético. Si bebemos mucho de golpe, nos va a hacer orinar durante la carrera, lo que nos deshidratará y entraremos en un círculo vicioso.

La humedad es más peligrosa que el calor. Quizás esta sea la razón de las numerosas maratones que se celebran en el desierto y los pocos que trascurren en la selva tropical. Ya vimos que la evaporación del sudor es el principal mecanismo de refrigeración del corredor. Este mecanismo se anula en un ambiente húmedo. El sudor cae a goterones y no se evapora y corremos como dentro de una sauna. El riesgo de deshidratación es muy alto.

Es muy discutible la utilidad de lo que se denomina el *pre cooling* (preenfriamiento). Consiste en beber granizado de limón u otra bebida helada, colocarse delante de un aire acondicionado o vestirse con prendas sacadas del congelador justo antes de comenzar a correr. Son medidas muy poco eficaces.

2. Ajustar la velocidad de carrera al clima

Hay que procurar correr por la sombra siempre que sea posible y es mejor hacerlo por la mañana temprano o por la tarde tras ponerse el sol.

3. *Vestir ropa adecuada*

Conviene utilizar camisetas ligeras de colores vivos y tejidos muy porosos que faciliten los mecanismos físicos de refrigeración. No es aconsejable correr sin ropa si lo hacemos bajo el sol. Solo es eficaz correr sin camiseta en la sombra. Hay que llevar siempre gorra y alguna toallita o pañuelos de papel para quitarse el sudor.

7

Correr con y para el cerebro

LOS MONJES DEL MONTE HIEI

No hay relato que exprese de forma tan dramática y contundente la relación entre el correr y el cerebro como la historia de estos monjes budistas japoneses.

La mayoría de las religiones exigen a sus devotos que para unirse a la divinidad, para alcanzar la iluminación, realicen ciertos sacrificios y renuncias, practiquen el ascetismo, la meditación, la oración, se sometan a ejercicios acompañados de respiraciones y mantras, se aislen durante largos periodos de ayunos, se flagelen, se automutilen, etc. Pero los monjes del monasterio del monte Hiei en Kioto, que pertenecen a la secta budista Tendai, alcanzan la iluminación a través de lo que podía denominarse «el maratonismo espiritual». Se trata de una tradición milenaria, cuyos orígenes se remontan hacia el siglo IX, que se consolidó a partir del siglo XIV y que ha llegado hasta nuestros días.

Es un agotador camino hacia la iluminación que recorren a lo largo de siete años durante los cuales los novicios deben superar distancias crecientes. Los primeros tres años tienen que correr 40 km diarios durante cien días.

Luego va aumentando la distancia y el número de días empleados hasta que en el último año deben correr 84 km diarios durante cien días consecutivos y a continuación 40 km diarios durante otros cien días consecutivos. Esta práctica de 1.000 días corriendo a lo largo de siete años se llama Kaihogyo y es el noviciado más duro del budismo japonés. Además, las condiciones en las que realizan estas carreras no tienen nada que ver con las que nosotros soportamos en nuestras maratones: con ropa deportiva, zapatillas adaptadas, buena alimentación y bebidas isotónicas. Los monjes van vestidos con túnicas y un sombrero de paja y calzan unas alpargatas de cáñamo. No corren por asfalto o por tierra batida, sino por terrenos difíciles de montaña. Durante esos cien días comen y beben lo que consiguen por sus propios medios o mediante la mendicidad. Las pocas horas de descanso las dedican a la meditación y a un breve sueño.

La tradición exige que lleven en la cintura una soga y una daga para practicarse el suicidio ritual (el Seppuku) en caso de no concluir la prueba. Parece ser que este terrible final ya no se practica desde el siglo XIX, aunque algunos monjes se han quedado por el camino por causas diversas. Hay vídeos interesantes en Internet sobre estos monjes maratonianos.*

No piensen que les voy a proponer pautas de entrenamiento como la de los monjes de Hiei. Solo pretendía introducirles en la estrecha relación que existe entre el correr y la actividad cerebral. Bajo determinadas circunstancias, el trote puede ser un método eficaz para alcanzar estados elevados de conciencia y de meditación.

* Marathon Monks of Mt Hiei: <*https://www.youtube.com/watch?v=emE-dxCyRz4*>.

Nuestro cerebro es como una supercomputadora personal que controla todos los aspectos físicos y psíquicos de nuestra vida. Recibe gran cantidad de información de nuestro exterior, como luz, sonidos, olores, gustos, temperatura, viento, etc. Desde nuestro interior, el cerebro recibe puntual información del funcionamiento de todos nuestros órganos, del estado de nuestras arterias, de la contracción de nuestros músculos y de la posición de nuestros huesos, del estado de nuestros depósitos de combustible, entre otros miles más de datos que procesa de manera continua. Al final de todos estos procesos se produce una respuesta adecuada para la salud, el bienestar y para nuestra supervivencia. Todo está bajo el control del cerebro: sentir hambre, sentir dolor, llorar en una escena emotiva de una película, enamorarnos de una persona o controlar nuestra manera de correr.

Cerebro y músculo están muy relacionados entre sí. Ambos son tejidos excitables, es decir, que la aplicación de un estímulo eléctrico desencadena una respuesta. ¿No desarrollaron en su colegio el experimento de dar una descarga eléctrica en la pata de una rana con una pila eléctrica? En condiciones naturales ningún músculo se puede contraer si no le llega una orden de tipo eléctrico (impulso nervioso) desde el cerebro, a través de esos cables que son los nervios. Si se destruye un nervio, por accidente o por una infección (poliomielitis), se produce la parálisis de los músculos que inerva. Esos músculos desconectados del cerebro comienzan a atrofiarse, a perder masa. Esto se debe a que, a través de los nervios, el cerebro proporciona de manera constante a los músculos unas sustancias que los mantienen en buen estado de desarrollo (trofismo). Además el cerebro estimula la producción de hormonas y de neurotransmisores que sirven para regular la contracción muscular y activar los órganos que permiten el movimiento y la carrera, como ya hemos visto.

Por estas razones el correr y la actividad cerebral están estrechamente unidos en una conexión de doble vía. Por una parte la carrera habitual ejerce influencias muy beneficiosas para el normal funcionamiento de cerebro. Por otra un cerebro bien entrenado nos permite disfrutar de una carrera más eficaz y más saludable. Vamos a analizar ambas posibilidades con un cierto detalle.

BENEFICIOS DE LA CARRERA PARA NUESTRO CEREBRO

Numerosos estudios científicos realizados en los últimos años avalan que la carrera de moderada intensidad es una de las actividades más beneficiosas para la salud de nuestro cerebro y para proporcionarnos felicidad.

1. Correr mejora el desarrollo cerebral, ya que, como en otras zonas del organismo, estimula el crecimiento de los vasos sanguíneos, lo que permite que llegue más oxígeno al cerebro y que se retiren con diligencia los desechos metabólicos, y estimula las conexiones en algunas aéreas cerebrales, lo que mejora su función.

2. Favorece las actividades cognitivas y previene el envejecimiento cerebral. Están bien documentados los efectos beneficiosos del ejercicio en enfermedades como el Alzheimer o el Parkinson. Esto se debe a que el correr de manera moderada y habitual mejora la producción y liberación de neurotransmisores y el desarrollo de nuevas neuronas y sus conexiones (plasticidad neuronal).

3. Potencia la salud emocional y proporciona más felicidad. Esto se consigue porque el correr de manera moderada y habitual estimula la síntesis y la liberación de las llamadas hormonas de la felicidad, las endorfinas. Se crea un estado de euforia natural que, incluso, llega a desencadenar un cierto grado de dependencia: un «mono» cuando se está algunos días sin correr. Me parece estar oyendo a mi esposa preguntar con tono impaciente: «José, ¿no sales a correr?», cuando llevo algunos días en paro técnico por enfermedad o mal tiempo.

El correr de manera habitual también mantiene en alza los niveles de los neurotransmisores que controlan el estado de ánimo como la serotonina y la noradrenalina, dos potentes antidepresivos. Los efectos ansiolíticos y antidepresivos del correr se basan en el efecto regulador que ejerce la serotonina en el cerebro. Diversos estudios demuestran que las personas sedentarias tienen más probabilidad de desarrollar depresión que las que son físicamente activas.

4. Correr mejora la capacidad de aprendizaje y de memoria. Esto no solo se ha demostrado en ratas y ratones sometidos a sesiones de entrenamiento, sino también en personas. En un estudio reciente se realizaba una evaluación de la forma física mediante una prueba de espirometría a un grupo de voluntarios. Se les medía continuamente el consumo de oxígeno mediante una mascarilla a través de la que respiraban. Luego se les sometía a un test de memoria. La capacidad de recordar las imágenes y datos presentados era mayor (73 %) en las personas con mejor forma física.

La actividad física aeróbica de moderada intensidad estimula la producción cerebral de neurotrofinas y factores de crecimiento que estimulan la producción de nuevas neuronas en diversas áreas cerebrales (neuroplasticidad), en especial en el hipocampo, una zona del cerebro relacionada con la memoria. Esto ocasiona un aumento de las funciones cognitivas y de memoria. Posiblemente, esta es una herencia más de nuestro pasado evolutivo de cazadores de largas distancias, cuando una buena memoria que permitiera recordar los detalles del terreno era esencial para regresar a la cueva familiar o para rastrear las presas a lo largo de un extenso territorio.

5. El correr mejora las condiciones metabólicas del cerebro. El cerebro desde un punto de vista energético es un tejido glotón (consume el 22 % de todo nuestro gasto energético) y es caprichoso, ya que solo consume glucosa como combustible. Cuando se practica la carrera a una intensidad moderada de manera habitual, el cerebro sufre transformaciones metabólicas y de utilización de oxígeno muy similares a las que hemos descrito para el músculo. Esto hace que mejore la función cerebral, no solo durante la hora de carrera, sino durante las veintitrés horas restantes del día.

6. El correr mejora muchas funciones psicológicas. Por ejemplo potencia la autoconfianza y seguridad en nosotros mismos cuando terminamos una carrera popular o completamos la distancia prevista en el entrenamiento.

7. Combate la adicción a las drogas. Recuerden que yo conseguí librarme de mi gran adicción a la nicotina poniéndome a trotar.

CORRER Y ESTRÉS

Controlar el estrés y sus efectos negativos es indudablemente unas de las funciones más interesantes del hábito de correr, para los habitantes de las sociedades desarrolladas y opulentas. El estrés es el responsable, directa o indirectamente, del 70 % de todos los problemas de salud que padecemos.*

El estrés es un mecanismo natural que tenemos todos los animales para defendernos de una situación que puede poner en peligro nuestra supervivencia. La respuesta natural frente a cualquier amenaza es la contracción muscular para huir, luchar o para hacerse el muerto. Una gacela que escapa del guepardo que la persigue o una chimpancé que se enfrenta a un leopardo para defender a su cría desarrollan una intensa actividad física que se acompaña de todo el conjunto de manifestaciones cardiovasculares, respiratorias, hormonales, metabólicas y cerebrales que se dan en la carrera. Se trata de proporcionar a los músculos las mejores circunstancias para una contracción eficaz que les salve la vida.

¿Qué sucede en los seres humanos? A diario estamos sufriendo situaciones de amenazas para nuestra supervivencia (o que las interpretamos así). Son muchas las situaciones que nos causan estrés a diario: discusión de coche a coche en el atasco, nueva bronca del jefe en la oficina que quiere ponernos en la calle, nuestro hijo que se ha puesto enfermo, el banco que nos reclama el pago de la hipoteca, etc. En cada ocasión nuestro organismo moviliza una ingente cantidad de metabolitos, neurotransmisores y hormonas para permitirnos una contracción muscular eficaz para luchar o huir, que es lo que hace cualquier animal frente a una amenaza. Pero nosotros tenemos que seguir sentados, sin realizar ningún movimiento, porque, como es natural, no podemos salir huyendo de la oficina dando

---

* J. E. Campillo, *El mono estresado*, Crítica, Barcelona, 2012.

alaridos, ni atacar a nuestro jefe para morderle la yugular. Toda esa energía liberada dentro de nuestro organismo para permitirnos una defensa eficaz frente a la agresión queda sin utilizarse, ya que no realizamos movimiento. Y todos esos metabolitos, hormonas y neurotransmisores se quedan circulando por nuestro organismo, un día y el siguiente, y acaban causando daño a nuestra salud.

Pero si al llegar a casa tras la jornada laboral salimos a correr un rato, lo que hacemos es permitir que nuestro cuerpo consuma en ese ejercicio físico toda la energía, metabolitos y mediadores que liberamos durante las variadas situaciones de estrés padecidas a lo largo del día y que no pudimos consumir entonces. Por eso una carrera al atardecer borra de la pizarra metabólica de nuestro organismo la deuda por todas las situaciones de estrés sufridas a lo largo del día y en las que ni huimos ni luchamos, como nos exigía nuestro diseño evolutivo.

Hay que hacer una advertencia final: que la propia carrera no sea la causa del estrés. Hay personas que someten su organismo a un entrenamiento excesivo, que no intercalan los descansos necesarios, que se plantean objetivos demasiado ambiciosos, que pretenden obtener marcas irreales en competiciones populares. Todas estas situaciones pueden llegar a desencadenar estrés, lo que no solo anula los efectos beneficiosos del correr, sino que pueden agravar nuestro estado de estrés general. No me refiero a una crisis de ansiedad pasajera como la que hemos sufrido todos los que, por ejemplo, hemos corrido una primera maratón: yo, durante la noche previa a la prueba, no pegué el ojo. Estas situaciones que suceden de tarde en tarde no afectan a nuestra salud. Lo malo es el estrés reiterado, constante.

Durante décadas los estudiosos de la actividad física solo han considerado de interés el entrenamiento del corazón, de los músculos o de los pulmones para aumentar los límites de la resistencia humana en los atletas o para conocer las mejores formas de realizar ejercicio para ganar salud y ser más felices. Pero siempre se han olvidado del cerebro. ¡Es un error! Hay que entrenar el cerebro lo mismo que se entrena el músculo.*

Muchos psicólogos especializados en deporte reconocen que la manera de pensar, la capacidad de relajarse, el nivel de autoconfianza, la capacidad de concentración y la voluntad son factores que determinan en gran medida la capacidad para correr y son responsables de los beneficios que obtenemos de esta actividad deportiva.

Lo que nos hace detenernos a mitad de una carrera o no ser capaces de cumplir un plan de entrenamiento no suele ser el lactato muscular, o la falta de oxígeno y de combustibles, lo que hace que nos paremos y regresemos a casa sin haber corrido la distancia prevista es el cerebro. El esfuerzo que seamos capaces de realizar solo depende de cómo el cerebro interprete las señales que le envía el cuerpo y cómo las integre con nuestro estado de ánimo para decidir si hay que parar o se puede continuar.

Es frecuente ver la siguiente escena en el kilómetro 41 de una maratón popular, en el segmento de carrera de los que tardamos más de las 4 horas y media: los del «trote

---

* D. A. Raichlen y J. D. Polk, «Linking brains and brawns: exercise and the evolution of human neurobiology», *Procceding Royal Society Biology*, 2013. <*http://www.ncbi.nlm.nih.gov/pmc/articles/PMC3574441/*>.

cochinero», que así califica un colega nuestra forma de correr. Ya quedan pocos metros para la meta y la mayor parte de los corredores, a los que apenas les quedan fuerzas para continuar, van caminando, sudando y resoplando. De pronto el recuerdo de que su hijo de pocos años (o su nieto) les espera cerca de la meta para correr con ellos los últimos metros hace que el cerebro saque fuerzas de donde ya no las hay y les permita enfilar la recta de meta con un trote atlético y una sonrisa en la cara mientras llevan al pequeño de la mano. Por el contrario, si cuando salimos a correr oímos en la radio, y además nos lo recuerda el vecino que saludamos en el portal de nuestra casa, que hace mucho calor (¿va usted a correr con el calor que hace?), es seguro que dejaremos de correr a los pocos minutos, desfallecidos, aunque realmente nuestro cuerpo no se haya recalentado apenas. Nuestro cerebro, alertado por esa información, nos detiene para que nuestro organismo no sufra daño. ¿Qué es lo que nos permite realizar ese último esfuerzo, dar ese acelerón al final de una carrera? ¿Cómo conseguimos aguantar toda esa larga sesión de entrenamiento que nos hemos propuesto el domingo? No son los músculos, es el cerebro.

Además de la fatiga muscular, que depende de las circunstancias metabólicas en las que trabajan nuestros músculos, existe una fatiga central que depende del cerebro. Nuestro cerebro pone en marcha los mecanismos complejos que hacen que sintamos un gran cansancio, una imperiosa necesidad de detenernos cuando percibe que el ejercicio que estamos realizando supera los niveles de seguridad que el cerebro considera aceptables y que se cuantifican de acuerdo con experiencias previas.

Un trabajo muscular intenso envía señales al cerebro. Este analiza la información que contrasta con otras informaciones similares almacenadas en la memoria, la experiencia previa sufrida en situaciones similares y con el estado emocional de la persona. Con toda esa información el cerebro decide si detenernos para evitar un daño grave a nuestro organismo o permitirnos continuar.

Por todas estas razones es imprescindible entrenar nuestro cerebro para que interprete correctamente la información que recibe a consecuencia de nuestro esfuerzo. El cerebro de una persona que corre su primera maratón puede obligar al corredor a detenerse cuando comienza a sentir esas sensaciones, dolorcillos o molestias que se sienten en los últimos kilómetros de la carrera. Pero si es la maratón número quince, el cerebro ya está informado y entrenado. Sabe que esas sensaciones son naturales en la carrera, que incluso pueden servir de ayuda y que no es necesario parar.

Cada órgano debe entrenarse de acuerdo con su modo de funcionamiento. Y el cerebro trabaja procesando información, por eso necesitamos entrenar nuestro cerebro a través de la información que le proporcionamos. La técnica básica es muy sencilla y muy antigua: los reflejos condicionados. Es lo de los perros del científico ruso Pávlov. Si enseñas al cerebro del perro que cuando llega el sonido de una campanilla es que traen la comida, solo con oír el tintineo su cerebro ya manda órdenes a su estómago para que comience a segregar jugos gástricos, aunque no haya comido ni un solo bocado. De la misma manera tenemos que condicionar nuestro cerebro durante los entrenamientos para que colabore con el resto del organismo para lograr nuestras metas de carrera.

Una de las normas básicas es el entrenamiento de la determinación, de la voluntad. Nunca, salvo lesión o impedimento grave, debemos detener una carrera o entrenamiento antes de lo que teníamos programado. Si es necesario la terminamos caminando, en vez de correr, pero no debemos parar hasta llegar a la meta prevista. No podemos entrenar nuestro cerebro para que quien nos gobierne sean sus caprichos y que reine la pereza.

Aunque nuestra idea no sea correr maratones, de vez en cuando debemos introducir en nuestros entrenamientos carreras largas de más de 10 kilómetros (aunque los corramos muy despacio). Así informamos a nuestro cerebro de las sensaciones que experimentan nuestros músculos y todo nuestro organismo en un esfuerzo de larga duración.

Debemos entrenar a nuestro cerebro para soportar una dosis tolerable de sufrimiento. Para ello son muy eficaces las sesiones de entrenamiento por intervalos que más adelante describiremos. En ellas, durante un minuto o menos, corremos a toda la velocidad de que seamos capaces. Esto nos permite proporcionar a nuestro cerebro la información de las sensaciones de una fatiga muscular real e intensa.

NO CORRER CON EL FRENO DE MANO ECHADO

Hay mucha gente que corre completamente rígida, envarada, con el cuello tenso, inclinada hacia delante y con los brazos y manos como dispuestos a lanzar un zarpazo. Su cerebro no se preocupa de mantener un gesto correcto de carrera ya que tiene suficiente tarea con esos problemas en los que lo tenemos ocupado: qué traje nos pondremos en la boda de nuestra prima, la amenaza de despido en nuestra empresa, los problemas de nuestra hija adolescente, etc. Si corremos en estas condiciones el cansancio y el dolor están garantizados.

Algunos científicos sugieren que los logros en actividades de resistencia y larga duración, como la carrera, dependen sobre todo de que nos enfrentemos a la carrera con el mayor reposo mental que sea posible. Se han realizado estudios con atletas que realizaban un determinado ejercicio sobre bicicletas fijas. Un grupo lo realizaba mientras veía una película muy divertida en la televisión; al otro grupo se le sometía a complicadas tareas numéricas, de cálculo. Este último grupo percibió el ejercicio como muy duro y llegaron a estar exhaustos y tener que detenerse un 15 % antes que el otro grupo. En la experiencia personal de aquellos que corren es bien sabido que cuando salimos a correr en épocas de intensa carga laboral nuestro rendimiento físico es peor que cuando lo hacemos en plenas vacaciones, cuando podemos hacer muchos kilómetros sin cansarnos.

Si apaciguamos la mente y dejamos que nuestro cerebro solo se preocupe de llevar el control de nuestro cuerpo, correremos con más eficacia. Un estado más relajado puede reducir la tensión muscular y permitir a las piernas, brazos y espalda moverse con más fluidez y menos resistencia. Esto nos permitirá correr con más salud y más felicidad.*

RELAJACIÓN Y CENTRALIZACIÓN

Herbert Benson fue el introductor de la relajación durante la carrera, allá por los años setenta del siglo pasado. En una de sus investigaciones clásicas entrenó a cuatro

* «Exercising to relax», *Harvard Newsletters*, Febrero de 2011. *<http://www.health.harvard.edu/newsletters/>*.

hombres y cuatro mujeres en la técnica de la relajación y la respiración profunda mientras estaban cómodamente sentados. Cuando aprendieron a relajarse se les sometió a un ejercicio en bicicleta fija durante 30 minutos a una intensidad constante, mientras se monitorizaban todas sus constantes.

Se les pidió que intentaran relajarse, sin dejar de pedalear, entre el minuto 10 y el 20. Los resultados mostraron que, aunque la frecuencia cardiaca no se afectaba, se reducía en un 4 % el consumo de oxígeno durante el periodo de ejercicio en el que estaban relajados.

Un estudio realizado en los Institutos NIH (National Institutes of Health, EE.UU.) aportó datos sobre una técnica complementaria de la relajación, que es la centralización durante el ejercicio físico. Esta técnica se basa en la llamada bioinformación o *biofeedback*. Se trata de aprender a controlar voluntariamente algunas de las funciones fisiológicas y de las actividades automáticas de nuestro organismo. Se conecta a la persona a un ordenador que registra numerosos parámetros de nuestro cuerpo, como las ondas cerebrales, la temperatura corporal, la conductividad de la piel, el funcionamiento de nuestro corazón (electrocardiograma), la presión arterial, el grado de tensión de los músculos y el ritmo y la profundidad de la respiración. La persona tiene conocimiento de las variaciones en sus parámetros mediante sonidos y ondas que aparecen en un monitor. Cada cual intenta controlar mentalmente cada parámetro para acercarlos a los valores basales. Por ejemplo, si observa que la tensión arterial aumenta de manera excesiva concentra su mente en la pantalla que muestra los gráficos de tensión y se esfuerza en reducir sus valores.

Esto solo se puede realizar en clínicas especializadas

que hay en casi todas las ciudades. Pero nosotros, mientras corremos, podemos hacer centralización *(biofeedback)* con el parámetro más importante de la carrera como es la frecuencia cardiaca, que podemos detectar de manera continua a través del pulsómetro. Intentaremos mantener el ritmo de carrera pero relajando lo máximo que podamos nuestro organismo y controlando nuestra respiración para ver si somos capaces a través de nuestro cerebro de reducir el ritmo de nuestro corazón.

El estudio del NIH se realizó en diez atletas mientras pedaleaban en bicicletas fijas todos a la misma intensidad: al 70 % de su frecuencia cardiaca máxima. La mitad de los participantes iban contemplando continuamente su frecuencia cardiaca y se les instruyó para que centralizaran su mente en intentar reducir la frecuencia cardiaca durante el ejercicio, sin dejar de pedalear. El grupo control no tenía información de su frecuencia cardiaca ni se les pidió que realizaran ninguna tarea. El grupo de atletas que conocían su frecuencia cardiaca consiguió tener un 22 % menos de frecuencia cardiaca, un 6 % menos de consumo de oxígeno y redujeron en un 14 % su ritmo pulmonar con respecto a los que pedaleaban sin conocer los parámetros de su organismo.

Los estudios de la Universidad de Otago realizados en mujeres y hombres, todos atletas de fondo, combinaban la relajación y la centralización. Se les enseñó las técnicas de relajación y de centralización y a concentrarse en un mantra a lo largo de seis semanas. Luego se les sometió a sesiones de entrenamiento en cinta. Cuando combinaban las técnicas de relajación y centralización durante los últimos minutos del entrenamiento se reducía el ritmo respiratorio en un 9 %, el consumo de oxígeno en un 7 % y la frecuencia cardiaca en un 3 %.

¿Cómo actúan la relajación y la concentración para hacer más fácil y saludable nuestra carrera? Como ya sabemos, cada vez que corremos se activa una parte de nuestro sistema nervioso que es el sistema simpático. Este es el encargado de nuestra defensa ante cualquier amenaza, ya saben: huir o luchar. Por eso la estimulación del sistema nervioso simpático también desencadena mecanismos emocionales que nos serían muy útiles para nuestra defensa en condiciones naturales: miedo, rabia ira, agresividad, etc. Estas acciones colaterales suman esfuerzo cardiaco, respiratorio o metabólico al propio de la carrera y son los que podemos eliminar de nuestro entrenamiento mediante la relajación y la centralización. De esta forma correremos más felices y con más comodidad sin esas otras acciones que nuestro cerebro asocia sistemáticamente a la realización de ejercicio físico.

TÉCNICA DE RELAJACIÓN MUSCULAR

Se debe comenzar por practicar la respiración profunda como ya se explicó. Las primeras sesiones las debemos realizar en casa, en reposo. Comenzaremos por aprender qué es contracción y qué es relajación. Con los ojos cerrados, comenzamos a contraer y a relajar diversas partes del cuerpo para aprender las órdenes y sensaciones que se producen cuando se contraen y se relajan los músculos correspondientes. Comenzamos por los pies, luego las pantorrillas, las rodillas, los muslos, las caderas y la zona genital, el vientre, el tórax, los hombros, luego las manos y los antebrazos. En cada caso imaginamos que los músculos de esa parte del cuerpo se contraen, los mantenemos contraídos durante unos segundos y luego damos la orden de relajación y pasamos a repetir el proceso en la zona siguiente. Por último, nos concentramos en el cuello, la cara y orejas, la frente y el cuero cabelludo. Insisto, en esta primera etapa solo se trata de contraer y relajar cada parte del cuerpo en el orden descrito, concentrando nuestra mente en ese punto concreto y manteniendo la respiración profunda. Algunas personas muy predispuestas pueden dominar esta fase en dos o tres sesiones. A otras les cuesta un poco más.

Para la relajación muscular propiamente dicha procederemos como sigue. En un lugar silencioso, sentados cómodamente o tumbados (cama dura, alfombra o colchoneta en el suelo) y con los ojos cerrados, iniciamos la respiración profunda y concentramos nuestra mente en los movimientos respiratorios. Cuando estos sean regulares, comenzamos la relajación. Se trata de representar en nuestra mente cada parte del cuerpo que vamos a relajar. Entonces, comenzamos a mandar órdenes desde nuestro cerebro para que se relajen los músculos de esa zona en concreto. Pensaremos, por ejemplo, que los pies cada vez pesan más, que parece que se clavan en el suelo. Luego lo que nos pesan son las pantorrillas, que se hunden en la superficie sobre la que estamos, y procedemos igual con los muslos. Ahora parece que nuestras piernas se hunden en el suelo. Y así con el resto de nuestro cuerpo. Cuando lleguemos a los músculos de la cara, nuestra boca se entreabre y las mejillas se aflojan. De esta forma llegaremos incluso a relajar el cuero cabelludo, los músculos que tenemos debajo de los pelos de la cabeza. Así vamos procediendo con cada parte. Cuando terminemos debemos de tener la sensación de que pesamos mucho, de que parece que nos vamos a hundir como si el suelo fuera agua.

Relajarse cuesta un poco al principio, de modo que en los primeros intentos podemos circunscribir nuestro entrenamiento solo a una parte de nuestro cuerpo. Con la práctica lograremos relajarnos con más rapidez hasta conseguir relajar todo nuestro cuerpo en una sola sesión, que no debe durar más de diez minutos. Con la práctica, algunas personas adquieren gran facilidad para relajarse rápidamente.

Una vez aprendida la técnica de relajación en reposo, podemos comenzar a practicar la relajación mientras corremos. Para ello elegiremos un trayecto fácil, llano y de buen pavimento, donde podamos correr despacio y con tranquilidad, sin miedo a tropezones. Comenzamos a correr y al cabo de unos minutos iniciamos el ejercicio de relajación. Debemos imaginar cómo se está moviendo cada parte de nuestras piernas, de nuestra cadera, cómo se mueven los brazos, cómo oscilan las manos, cómo se encuentra nuestra columna vertebral. Por ejemplo, pensamos en nuestros pies, imaginamos cada flexión, cada apoyo en el suelo, los músculos que se contraen e intentamos enviar órdenes desde nuestro cerebro para que cada movimiento ocurra de manera relajada, con suavidad, de forma natural. Con un poco de práctica lograremos tener una carrera relajada, suave y sin tensiones innecesarias, solo las imprescindibles para mantener nuestro ritmo de carrera.

MEDITACIÓN A LA CARRERA

El último escalón en este proceso de integrar mente y cuerpo durante la carrera es la meditación. A través de nuestros programas de entrenamiento hemos aprendido a incorporar la respiración profunda, la relajación y la centralización a nuestro trote; ahora queda por incorporar la meditación; es lo que se conoce con el nombre de *Chi running*.*

Es creencia general que para practicar la meditación hay que estar sentado, en silencio y con las piernas entrelazadas en una postura complicada. Esto no es cierto. Se puede meditar en el metro, en el trabajo o mientras corremos. Todo es cuestión de aprender bien la técnica. Para ello recomiendo asistir a las clases de algún centro de la localidad. Aquí les daré algunas nociones que les pueden ser de ayuda.

La meditación es una técnica que también procede de la filosofía oriental y se ha desarrollado bajo diferentes formas en la sociedad occidental, con notables beneficios en el tratamiento de diversas afecciones tanto físicas como psíquicas.

La meditación en su vertiente occidentalizada no tiene nada que ver con la religión, ni con misticismos, solo es una técnica psicológica para lograr focalizar el pensamiento y relajar la mente.

Para aprender la técnica de meditación, al principio debemos practicarla durante diez minutos cada día, a una hora que nos permita concentrarnos en la tarea, sin prisas y sin que haya nada que nos interrumpa. Es importante que busquemos un lugar silencioso donde nadie nos moleste. Incluso podemos colgar un cartel de advertencia en la puerta. Debemos sentarnos lo más cómodamente que podamos. Lo mejor es un sillón confortable que nos permita una postura cómoda y apoyar las plantas de los pies

* C. Cox, «Can meditation make you a better runner?». <*www.theguardian.com*>, *17 April 2012.*

en el suelo. A unas personas les ayuda una música relajante, pero a otras les distrae.

Con los ojos cerrados, debemos comenzar por practicar la respiración profunda y la relajación muscular. Una vez relajados y manteniendo el ritmo respiratorio, podemos comenzar la meditación propiamente dicha. Hay que procurar suprimir con delicadeza cualquier pensamiento que nos distraiga de nuestro cometido. Si aparecen, no se retienen y se eliminan como si se vertieran a través de un sumidero.

Lo primero es elegir una palabra, imagen o frase focalizadora que va a guiar nuestra meditación. Cualquiera vale. Si se es religioso, puede elegirse una jaculatoria, pero también sirve un lema de paz o de ecología o un pensamiento de amor por los demás, una imagen de un paisaje, una montaña nevada, un fragmento musical, etc. Durante la meditación, hay que evocar esta frase o imagen para nuestros adentros, como si llenara todo nuestro cerebro con ella, cada vez que exhalamos el aire de nuestros pulmones.

En las primeras sesiones puede ocurrir que nos distraigamos enseguida con pensamientos, sentimientos, sonidos o sensaciones físicas y se pierda el enfoque en el mantra elegido. Si la distracción se repite una y otra vez durante la práctica de la meditación, hay que insistir con delicadeza hasta reforzar la estabilidad de la atención.

Tras concluir el tiempo de meditación debemos permanecer sentados uno o dos minutos para recuperarnos y dejar que los pensamientos invadan con libertad nuestra mente mientras vamos activando nuestros músculos y pasando a la respiración automática. Después abriremos los ojos y nos levantaremos para continuar con nuestras tareas.

Una vez que hayamos experimentado varias veces la técnica de la meditación en reposo ya estaremos en disposición de intentarlo mientras corremos. Para ello debemos de seguir unas normas especiales:

1. Elegir una ruta fácil, de preferencia en el campo, con un piso de tierra o hierba en buenas condiciones para no tener que distraernos evitando posibles tropezones.

2. Correr a un ritmo muy suave mientras revisamos nuestro estado emocional, aplacando las preocupaciones. Comenzamos a practicar la respiración profunda con un ritmo ajustado al ritmo de pisadas. A continuación relajamos nuestros músculos lo más que podamos. Debemos sentir como las piernas se mueven con suavidad, el pie acaricia el suelo sin apenas ruido, nuestra cadera está relajada. Los brazos oscilan a nuestros costados muy relajados, los dedos de las manos flojos, flexionados sin tensión. También debemos sentir relajada la espalda: corremos como si fuéramos muñecos suspendidos de la parte superior de la cabeza por un hilo de plata.

3. Fijar la mirada al frente en un punto delante de nuestra marcha. Intentar percibir las sensaciones que nos manda nuestro cuerpo. Concentrarnos en nuestro ritmo tranquilo, aeróbico, confortable. Mantener un paso corto de unas 160 pisadas por minuto.

4. A los pocos minutos el cuerpo comienza a responder al trote. Ya hemos gastado el llamado «primer aliento» y la respiración y el aparato cardiocirculatorio van a un ritmo cómodo. Las endorfinas y el resto de hormonas y neurotransmisores están cumpliendo su función reguladora. Empezamos a sentir esa sensación placentera de confianza, casi creemos que a ese ritmo podríamos seguir corriendo toda la vida.

5. Es ahora cuando debemos comenzar a liberar nues-

tra mente de cualquier pensamiento o sensación, solo sentir el placer de correr, nuestra integración con la naturaleza. Ahora podemos comenzar a llenar la mente solo con el mantra o la frase elegida que aparecerá en nuestro pensamiento con cada espiración.

8

Planes de entrenamiento

LAS VIRTUDES DEL ENTRENAMIENTO

El organismo humano tiene una gran facilidad para habituarse a cualquier estimulo que sea constante y mantenido en su intensidad, ya sea el mal olor de una habitación o un esfuerzo reiterado. Cuando sometemos nuestro organismo a un ejercicio constante acaba agotando su capacidad de adaptación a ese estímulo y deja de producirnos beneficio. Por esta razón los efectos saludables de cualquier actividad física, y en especial de la carrera, se potencian cuando se practica de forma sistemática y progresiva. Es el entrenamiento, que no solo mejora nuestra capacidad atlética, sino que nos proporciona más salud y más felicidad.*

Cuando seguimos un plan de entrenamiento progresivo el organismo se va adaptando al esfuerzo creciente. Mediante los mecanismos epigenéticos, se expresan al-

---

* J. H. O'Keefe y cols., «Exercise like a hunter gathered: a prescription for organic physical fitness», *Progress in Cardiovascular Diseases*, 2011.

gunos genes que mejoran nuestra capacidad física. Se activan los sistemas de transporte de sustancias al interior celular y determinados enzimas que controlan el metabolismo, mejora la capacidad de oxigenación de todas nuestras células y la utilización del oxígeno, se regulan el sistema endocrino y el sistema nervioso autónomo y mejora la función cerebral. Todas estas transformaciones positivas y muchas más las percibimos como un aumento de la «forma física», lo que en inglés se denomina *fitness*.

Este efecto es un diseño de la evolución para proporcionar al cazador paleolítico una mayor capacidad para el esfuerzo mantenido. Hace miles de años eso significaba mejores ocasiones de caza y de alimentación para él y para su familia. Hoy en día, todas esas ventajas cardiovasculares, metabólicas, endocrinológicas, inmunológicas y nerviosas nos proporcionan beneficios saludables. Nos protegen de ese mal que tanto nos aflige en las sociedades desarrolladas que es el sedentarismo y sus consecuencias.

No hay duda que caminar o correr cada día media hora a la misma velocidad y por el mismo recorrido es mejor que estar sentado. Pero si deseamos ganar en salud, hacer desaparecer algunos problemillas incipientes de salud o aliviar alguna de esas afecciones crónicas que se denominan enfermedades de la opulencia y del sedentarismo, tienen que introducir en su actividad física una actitud de entrenamiento y de progresión del esfuerzo.

EFECTOS BENEFICIOSOS DEL ENTRENAMIENTO

Son cientos los estudios médicos que avalan las virtudes del entrenamiento sistemático para nuestra salud física y mental.* Los aspectos más importantes del beneficio del entrenamiento son nueve: cardiacos, circulatorios, musculares, endocrinos, metabólicos, hematológicos, antiinflamatorios, nerviosos y cerebrales.

1. Efectos cardiacos

El entrenamiento hace al corazón más fuerte. Esto le permite bombear más cantidad de sangre en cada latido. Necesita contraerse menos veces. Un corazón entrenado tiene una frecuencia cardiaca menor, tanto en reposo como en un esfuerzo moderado, que un corazón sedentario. Un entrenamiento aeróbico de moderada intensidad previene la fibrilación ventricular, una de las principales causas de muerte súbita en la población general. Esto se debe fundamentalmente a que el entrenamiento mejora la vascularización y la oxigenación del músculo cardiaco y se reduce la estimulación nerviosa (simpática) del corazón.

2. Efectos circulatorios

Sabemos que una de las consecuencias del envejecimiento es un engrosamiento progresivo de las paredes de las arterias y una reducción de la capacidad de dilatarse; es lo que se denomina aterosclerosis. Esto conduce a que la luz de los vasos se vaya estrechando y pueda en algunos momentos comprometer el riego de alguna parte de nuestro cuerpo. Si eso ocurre en el corazón se produce un infarto de miocardio; si sucede en el cerebro padecemos un ictus cerebral. Juntos constituyen la principal causa de

* D. Bishop-Bailey, «Mechanisms governing the health and performance benefits of exercise», *British Journal of Pharmacology*, 17, pp. 1153-1166, 2013.

muerte en las sociedades desarrolladas. Numerosos estudios han demostrado que el entrenamiento mejora la función y remodelación vascular y previene el desarrollo de la aterosclerosis.

El entrenamiento reduce la presión arterial en reposo tanto en normotensos como en hipertensos y existe una clara relación inversa entre forma física e incidencia de hipertensión. La hipertensión es uno de los factores que acelera la aterosclerosis.

El efecto del entrenamiento sobre la aterosclerosis se ha valorado científicamente a través de una prueba relativamente sencilla. Se midió el grado de engrosamiento de la pared de la arteria carótida en el cuello. Se ha visto que individuos entrenados de 55 a 75 años de edad tenían un 30 % menos de engrosamiento arterial que sujetos no entrenados de la misma edad.

Todos los estudios disponibles hoy en día demuestran que el entrenamiento regular y el disponer de un elevado nivel de forma física podrían prevenir o atenuar el declinar en los índices de función vascular que se asocian con la edad. Es decir, rejuvenecen las arterias.

3. Efectos musculares

Durante el entrenamiento aeróbico las adaptaciones circulatorias proporcionan más oxígeno a los músculos y estos lo utilizan con más eficacia para contraerse. El entrenamiento aumenta la VO_2max.

El protagonismo es de las mitocondrias. Son esas plantas energéticas que están dentro de las células y que llevan el peso de la tarea de mantenernos trotando durante largo tiempo. Es donde se queman las grasas y los carbohidratos con el oxígeno. El número y la actividad metabólica de las mitocondrias musculares se duplica en pocas semanas de entrenamiento aeróbico programado, a cualquier edad y nivel de condición física.

4. Efectos endocrinos

Cada vez que nos ponemos a correr se modifica la secreción de numerosas hormonas que tienen por misión organizar todos los sistemas de nuestro organismo para permitir correr largas distancias y durante mucho tiempo. Dos hormonas tienen una importancia especial para nuestra salud.

Una es la insulina, cuya alteración ocasiona la diabetes. En muchas personas, en un proceso que se asocia con la edad, la insulina comienza a ejercer mal su función, que es la de introducir la glucosa en las células, lo que a la larga ocasiona el aumento de la glucosa en sangre que caracteriza a la diabetes. Este defecto se denomina resistencia a la insulina. El entrenamiento aeróbico es el mecanismo más rápido y eficaz de disminuir la resistencia a la insulina. Al permitir que esta actúe mejor sobre las células, evita la aparición de la diabetes o controla mejor la enfermedad si ya se ha manifestado.

La otra es la hormona de crecimiento (GH). Esta hormona estimula, entre otras funciones, la síntesis de proteínas y el desarrollo de los músculos y de los huesos. La secreción de GH disminuye con la edad una vez que se ha culminado el desarrollo corporal. Este proceso involutivo se acrecienta por el sedentarismo. El ejercicio físico es uno de los medios más eficaces para aumentar la producción de GH y potenciar sus acciones beneficiosas antienvejecimiento.[*]

[*] B. C. Ninde, «Twenty hour growth hormone secretory profiles after aerobic and resistance exercise», *Medicine Science Sport and Exercise*, 46, pp. 1917-1027, 2014.

5. Efectos metabólicos

El entrenamiento también produce modificaciones en el metabolismo de las grasas. Recordemos que el combustible fundamental en las carreras de larga duración e intensidad moderada son los ácidos grasos. Todo lo relacionado con el aporte de combustible graso a los músculos (liberación de los depósitos, transporte por la sangre, transporte al interior de las células musculares y oxidación dentro de las mitocondrias) mejora por el entrenamiento.

Y resulta que esas modificaciones son las que previenen las alteraciones de los lípidos, tan comunes en personas a partir de los 40 años de edad y que tan graves consecuencias tienen para nuestra salud. En especial el entrenamiento reduce los niveles de triglicéridos en sangre, aumenta los de colesterol bueno (HDL), reduce el colesterol malo (LDL) y estimula el consumo de grasas y el vaciamiento de los depósitos grasos (adelgaza). También tiene un efecto beneficioso sobre los niveles de ácido úrico en sangre, de tal forma que ayuda a prevenir o a tratar la gota.

6. Sobrepeso y obesidad

El entrenamiento es indispensable para un tratamiento eficaz y permanente del sobrepeso o de la obesidad. Este efecto lo ejerce a través de tres mecanismos.

a. El ejercicio aumenta el gasto energético, lo que potencia el efecto adelgazante del plan de alimentación que siga esa persona. Ya hemos visto que en el ejercicio aeróbico de moderada intensidad y larga duración el principal combustible que utilizan nuestros músculos es la grasa. Cuando se somete a diferentes grados de ejercicio físico a personas sedentarias con sobrepeso aumenta la oxidación de las grasas y la actividad de los enzimas implicados en el consumo de grasas por el músculo.[*]

b. La mayor parte de las personas con exceso de peso tienen resistencia a la insulina, que es a la vez causa y consecuencia del exceso de peso. El entrenamiento, al reducir esa resistencia a la insulina, va a corregir una de las principales causas de la obesidad.

c. El exceso de peso es consecuencia en muchas personas de una dependencia del placer de comer. Las influencias positivas emocionales y conductuales que ocasiona el entrenamiento ayudan a controlar la compulsión por consumir alimentos.

7. Hematológicos

El entrenamiento ocasiona algunos cambios saludables en la composición de la sangre. Uno de los más importantes es que reduce su capacidad de coagulación. En las personas sedentarias y a consecuencia de la edad aumentan los niveles de los factores de coagulación en la sangre. Esto ocasiona que la sangre tenga más facilidad para coagularse y, sobre todo en personas que además tienen las arterias ya con aterosclerosis, se puedan producir coágulos dentro de los propios vasos.

8. Efecto antiinflamatorio

Hoy día sabemos que gran parte de las enfermedades crónicas metabólicas y cardiovasculares que padecemos son consecuencia, entre otros factores, de padecer un estado de inflamación crónica generalizada, que en parte

---

[*] M. Rosenkild y cols., «Changes in peak fat oxidation in response to different doses of endurance training», *Scandinavian Journal Medicine Sciences Sport*, 2013.

puede estar desencadenado por el exceso de grasa. Por nuestro organismo circulan una serie de sustancias proinflamatorias que ejercen funciones defensivas pero que dado su exceso acaban produciendo daño. Numerosos estudios han demostrado que el entrenamiento produce una reducción de los marcadores de inflamación sistémicos como las interleuquinas y las citoquinas.

9. Efecto sobre el sistema nervioso autónomo

Uno de los efectos más beneficiosos del entrenamiento es la influencia favorable sobre el balance simpático (que disminuye su actividad) y parasimpático (que aumenta su actividad), lo que mejora la función del sistema nervioso autónomo y todas sus consecuencias.

10. Efecto sobre la función cerebral

La secreción de numerosas hormonas y de neurotransmisores favorece todas las funciones cerebrales y la neurogénesis o regeneración neuronal con efectos positivos sobre la memoria, el estado de ánimo (efecto antidepresivo), mejora de la motilidad y coordinación motora y prevención de alteraciones como la enfermedad de Parkinson o la enfermedad de Alzheimer.

EVALUACIÓN DE LA CONDICIÓN FÍSICA

Puede que usted sea una persona que ya tiene alguna experiencia como corredor, incluso puede haber participado en alguna carrera popular. Por el contrario, quizás usted sea una persona sedentaria que ha sentido el deseo (o la necesidad por motivos de salud) de ponerse a hacer ejercicio. En cualquier caso no está de más el evaluar, aunque sea de una manera aproximada, su nivel de forma física. También es conveniente hacerse una revisión médica previa.

Hay muchas maneras de conocer el grado de preparación física de una persona. Se puede incluso recurrir a clínicas especializadas. Yo aquí les voy a describir un método sencillo, fiable y reconocido internacionalmente.* Es el «Test de los seis minutos». Así es como se realiza:

1. Elegir una superficie plana de al menos 30 metros de largo. Puede ser una pista deportiva o un trozo de carretera. Las personas de avanzada edad o con problemas cardiovasculares diagnosticados deben realizar la prueba acompañados de alguien y en área urbana.

2. Para la prueba hay que vestir ropa cómoda y zapatillas deportivas. Antes hay que reposar durante unos diez minutos durante los cuales se mide la frecuencia cardiaca y la presión arterial.

3. La prueba consiste en caminar (ni trotar, ni correr) lo más rápido que se pueda durante seis minutos. Si uno lo desea puede pararse, pero no se detiene el cronómetro.

4. A los seis minutos termina la prueba y se mide exactamente la distancia recorrida. También se mide la frecuencia cardiaca y la presión arterial. Las medidas de estos parámetros cardiovasculares permiten poner en evidencia algún problema, incluso desconocido por el propio sujeto: taquicardias, hipertensión.

5. Los resultados, expresados en metros recorridos en los seis minutos, se muestran en la tabla.

* «ATS Statement: Guidelines for the six-minute walk test», *American Journal Respiratory Critical Medicine*, 2002.

CONDICIÓN FÍSICA		
	Metros recorridos	
	Mujer	Hombre
A: baja	menos de 650	menos de 695
B: regular	entre 650 y 689	entre 695 y 736
C: buena	más de 690	más de 736

Tabla VI. Niveles de condición física en relación a la distancia recorrida durante seis minutos de caminata.

Los sujetos que den un resultado nivel A deben comenzar por caminar intercalando cada diez minutos dos minutos de trote lento. Y cuando se vayan sintiendo más fuertes, pueden ir aumentando progresivamente los minutos de trote.

Los sujetos del nivel B tienen suficiente forma física como para comenzar sus entrenamientos con una carrera de baja intensidad, según se describirá, y poco a poco ir corriendo a mayor velocidad al ir ganando forma física.

Aquellos que hayan superado el nivel C tienen suficiente forma física para iniciarse en la carrera de moderada intensidad.

Lo gratificante de esta actividad deportiva es que muchos de los que se asfixiaban solo en el intento de caminar rápido durante seis minutos comprobarán como al cabo de unos pocos meses de entrenamiento podrán correr con eficacia durante esos seis minutos y más.

Para que el entrenamiento físico rinda todos sus efectos beneficiosos tiene que reunir una serie de requisitos. El comienzo debe ser paulatino, lo mismo que su grado de progresión. Ambos deben estar de acuerdo con el grado de actividad física realizada previamente, la edad y el padecimiento de algunas patologías como obesidad, enfermedades respiratorias (asma, bronquitis), enfermedades óseas (osteoporosis, artritis, artrosis, deformidades), enfermedades cardiovasculares, etc. Son muy pocas las enfermedades crónicas que no permiten caminar o correr, pero en esos casos se debe comenzar por intensidades de esfuerzo muy bajas e ir aumentando muy lentamente según se vaya ganando en forma física y mejore el problema médico que se padezca.

Aquellas personas con peor forma física o que nunca han corrido, solo caminado, al principio deberán seguir las normas que vamos a dar para la transición de caminar a correr. Ya verán que es muy fácil. Solo necesitan valorar su estado de forma física como hemos descrito.

Hablamos de entrenamiento integral porque un entrenamiento para correr de manera saludable exige que repartamos el esfuerzo en cuatro tipos de actividades complementarias, según se muestra en la tabla. Deben combinarse según gustos y disponibilidad de tiempo por trabajo o por obligaciones familiares.

Si se dispone de tiempo suficiente se puede repartir la tarea semanal como sigue: ejercicios de flexibilidad y de entrenamiento aeróbico (de una hora o menos) los martes y jueves, de entrenamiento interválico y de fuerza los lunes y viernes, hacer una carrera aeróbica de larga distancia a una velocidad lenta los sábados o los domingos (así se hace hueco para el cocido o la paella) y un día de descanso.

	Frecuencia (veces/semana)	Duración minutos
1. Entrenamiento aeróbico	3	30-60
2. Entrenamiento de fuerza	2	20
3. Entrenamiento interválico	2	30
4. Entrenamiento de flexibilidad	2	10

Tabla VII. Propuesta de un plan semanal de entrenamiento integral. Los entrenamientos de fuerza y flexibilidad se pueden simultanear con los entrenamientos por intervalos.

El entrenamiento siempre tiene que ajustarse a cuatro normas: simple, práctico, conveniente y realista. En todos los casos se deben adoptar una serie de normas generales como realizar un calentamiento previo durante tres o cuatro minutos, utilizar ropa cómoda y calzado adecuado, hidratarse bien antes, durante y después del entrenamiento.

Es muy recomendable aprovechar nuestra decisión de comenzar un entrenamiento integral para hacernos una revisión médica completa, no solo para descartar problemas de salud que nos puedan incapacitar para realizar esfuerzos físicos, sino sobre todo para verificar los efectos beneficiosos que el plan de entrenamiento ejerce sobre nuestra salud cuando repitamos el examen médico al cabo de un año de entrenamiento. Mucha gente se queda muy sorprendida (incluido nuestro médico) al constatar cómo han mejorado los valores de presión arterial o los niveles sanguíneos de glucosa o de triglicéridos tras un año de entrenamiento sistemático.*

EL ENTRENAMIENTO AERÓBICO

Las sesiones de entrenamiento aeróbico consisten en correr tres días a la semana durante 30 minutos cada vez y a una intensidad moderada, en torno al 60 o 70 % de la frecuencia cardiaca máxima de cada cual.

El comienzo es siempre lo más difícil, sobre todo si usted ha llevado hasta ahora una vida sedentaria. En este caso puede comenzar las sesiones de entrenamiento aeróbico caminando durante media hora. Incluso al principio puede hacerlo despacio, luego más rápido conforme aumente su forma física y su cuerpo le permita una mayor intensidad de esfuerzo, siempre hasta un ritmo de pulsaciones equivalente al 60 % de su frecuencia cardiaca máxima. Cuando, al cabo de unas semanas, se vea con fuerzas, puede comenzar a introducir breves periodos de trote ligero, que irá ampliando progresivamente hasta ser capaz de correr durante todo el periodo de entrenamiento. Siempre mirando ese cuentarrevoluciones que es su frecuencia cardiaca y no pasarse de vueltas, es decir, mantenerse en los niveles de la frecuencia cardiaca recomendados. Recuerde que aeróbico significa también cómodo, así que debe trotar a un ritmo en el que pueda hablar sin problemas y no se sienta agobiado. Con el tiempo y el

---

* G. F. Fletcher y cols., «Exercise standards for testing and training: a scientific statement from the American Heart Association», *Circulation*. <*http://circ.ahajournals.org*>, marzo de 2014.

entrenamiento su forma física irá aumentando y su cuerpo le permitirá una mayor velocidad de carrera o, manteniendo la intensidad, alargar el tiempo de carrera progresivamente hasta llegar a los 60 minutos. Incluso la duración del entrenamiento puede variar según sus compromisos laborales y familiares. Por ejemplo puede correr durante dos sesiones de 30 minutos en días de diario y reservar una carrera algo más larga el sábado o el domingo. Cada cual debe adaptarse a sus circunstancias, ya que esta actividad debe ser placentera.

Los más jóvenes o con una actividad física previa pueden comenzar a correr desde el principio. Ya saben que la única recomendación es correr a una frecuencia cardiaca que no supere el 60 o 70 % de la máxima. Progresivamente la velocidad de carrera irá aumentando según mejore su forma física y, por lo tanto, su tolerancia cardiaca.

Un método muy práctico para iniciarse es la técnica del ida y vuelta. Se comienza a caminar o correr desde un punto (puede ser la puerta de casa o un camino de las afueras) durante 15 minutos al cabo de los cuales se regresa al punto de partida. En total se habrá caminado o corrido durante 30 minutos. Las semanas siguientes, según nuestro cuerpo vaya mejorando su forma física, podemos ir caminando o corriendo más rápido, lo que nos permitirá llegar más lejos dentro de los 15 minutos programados. Si realizamos nuestra actividad sobre una carretera de nuestra localidad, los indicativos de distancia (kilómetros y hectómetros del arcén) nos pueden servir de testigos de nuestra progresión. Se trata de que poco a poco lleguemos más lejos en los primeros 15 minutos de trote y cubramos más distancia en la totalidad de los 30 minutos entrenados. Es muy útil ir anotando en una agenda o en el teléfono los resultados diarios para poder constatar nuestra progresión. Hay muchas aplicaciones gratuitas para los teléfonos que nos indican distancias, velocidades y calorías gastadas durante nuestra sesión de entrenamiento. Ese mismo plan se puede llevar a cabo en un gimnasio sobre una cinta. Solo hay que fijar en la máquina el tiempo de 30 minutos e ir anotando la progresión en la distancia recorrida en ese tiempo.

EL ENTRENAMIENTO A INTERVALOS

Los intervalos consisten en alternar fases muy breves de sobrecarga de esfuerzo de elevada intensidad (estímulos) con fases de recuperación (descanso). Este entrenamiento permite correr durante un cierto tiempo a intensidades muy elevadas, anaeróbicas.

Numerosos estudios que utilizan las más modernas tecnologías han puesto de manifiesto que los programas de entrenamiento por intervalos ejercen una influencia positiva sobre nuestra salud, previenen la mayor parte de las enfermedades metabólicas y cardiovasculares y es una manera sencilla y rápida de incrementar la forma física.[*]

Se trata de hacer trabajar en una misma sesión de entrenamiento a los tres tipos de fibras que componen nuestros músculos: lentas, rápidas y superrápidas. Para ello, durante una sesión que no debe sobrepasar los 30 minutos, se combinan alternativamente trotes aeróbicos y carreras anaeróbicas.

Nuestros músculos son estructuras complejas capaces de responder a cualquier demanda que nuestro cerebro les

[*] G. Reynolds, «How 1-Minute Intervals Can Improve Your Health», *The New York Times*, 2012. <*well.blogs.nytimes.com*>.

imponga. Para ello está compuestos de tres tipos de células (fibras musculares) con características morfológicas, metabólicas y funcionales diferentes. El entrenamiento de intervalos tiende a desarrollar de manera equilibrada la potencialidad total de nuestros músculos.

1. Las fibras lentas: Son más abundantes en los músculos rojos, cargados de mioglobina, la proteína que fija el oxígeno dentro de las células musculares y están muy vascularizadas. Las fibras lentas contienen numerosas mitocondrias y trabajan de forma aeróbica consumiendo mucho oxígeno.

2. Fibras rápidas: Tienen características metabólicas mixtas entre las fibras lentas y las superrápidas. También son abundantes en los músculos rojos.

3. Fibras superrápidas: Abundan en los músculos blancos, llamados así por su color debido a la escasez de mioglobina y la menor vascularización. Tienen menos mitocondrias y trabajan preferentemente en condiciones anaeróbicas durante breves periodos de tiempo.

En la técnica de intervalos los músculos trabajan lo más cerca posible de la VO$_2$max. Esto crea una situación de deuda energética y metabólica que desencadena un fenómeno denominado *posquemado (afteburn)*. El efecto posquemado ocasiona que el consumo de oxígeno y de calorías (5 kilocalorías por cada litro de oxígeno consumido) se mantenga elevado durante varias horas tras la sesión de entrenamiento. Cuando el entrenamiento de intervalos se hace correctamente el consumo extra de energía (más de 200 kilocalorías) puede alargarse durante 24 horas.

Además de este efecto metabólico, el entrenamiento interválico ejerce influencias positivas en el sistema endocrinológico. En especial estimula la secreción de hormona de crecimiento (GH). Ya adelantamos que esta hormona ejerce importantes acciones antienvejecimiento y estimula el desarrollo y la potencia muscular. Una de las consecuencias del paso de los años es que van disminuyendo los niveles de secreción de hormona de crecimiento, lo que ocasiona una pérdida progresiva de masa muscular (sarcopenia) y otras manifestaciones asociadas al envejecimiento (somatopausia). Estas manifestaciones se agravan con el sedentarismo y se revierten con la actividad física, sea la que sea, pero especialmente con el entrenamiento por intervalos. Cuanto más altos permanezcan los niveles en sangre de hormona del crecimiento más sano y fuerte se estará y menos se envejecerá. Muchos atletas se dopan con GH para mejorar su potencia muscular. Pero es mucho mejor producir la hormona de forma natural en nuestro propio organismo. Y el mejor método es poner a trabajar las fibras musculares superrápidas con los intervalos.

TÉCNICA DEL ENTRENAMIENTO POR INTERVALOS

Existen numerosos protocolos diferentes que varían según el tipo de deporte utilizado, la duración de la fase de alta intensidad, la proporción entre las fases de alta y baja intensidad y el nivel de intensidad desarrollado en ambas fases. El principio esencial que hay que seguir es que «menos es más». Aquí se va a describir el modelo más adecuado al corredor y adaptado a cualquier grado de condición física previa. Cada cual puede adaptarlo a sus necesidades, pero sin sobrepasar los 20 o 30 minutos por sesión.

La técnica básica, la que yo utilizo dos veces a la semana y durante 30 minutos cada vez, es la siguiente:

1. Calentamiento previo de cinco minutos trotando o caminando a un ritmo lento (entre 6 y 8 kilómetros por hora).
2. Series de intervalos:
I. Caminar o trotar a un ritmo muy suave de unos 5 km/hora o menos durante 3 minutos.
II. Correr o trotar a la mayor velocidad que podamos durante un tiempo que va desde 30 segundos a un máximo de 1 minuto.
III. Volver a caminar o trotar durante 3 minutos a las mismas condiciones que en I.
IV. Repetir los pasos anteriores I, II y III de cinco a seis veces.
3. Frecuencia de entrenamiento: dos veces por semana y un máximo de 30 minutos cada vez (descontando el calentamiento).

El entrenamiento por intervalos se puede hacer en el gimnasio, en casa o en la calle o en una carretera con arcén. Y el tipo de ejercicio puede ser caminar, correr o montar en bicicleta fija. Hay especialistas que recomiendan algo tan simple como buscar una calle en cuesta, subir corriendo a toda velocidad durante un minuto, bajar paseando durante tres minutos y volver a repetir el proceso cinco o seis veces. Si la ciudad es muy plana se puede hacer en las escaleras de casa: se sube corriendo durante un minuto y se baja andando muy despacio durante tres o cuatro minutos (el inconveniente es que los vecinos nos acaban mirando raro).
La intensidad del esfuerzo durante la fase lenta, aeró-

bica, debe ser muy suave para todos, ya que se trata de que nuestro organismo recupere su estado basal. La intensidad de la fase rápida (anaeróbica) varía según la edad y condición física de cada persona y puede ir desde caminar deprisa a correr a toda la velocidad a la que podamos; pero siempre debe hacerse a un nivel de intensidad en el que resulta muy difícil hablar y respirar a la vez. También varía la duración de la fase rápida, que puede ir desde 15 o 20 segundos, al comienzo, hasta 1 minuto como máximo.

Una joven, físicamente activa y en buena forma física, puede comenzar caminando 3 minutos e intercalando una carrera de 1 minuto a toda la velocidad que pueda. Una buena norma es comenzar a correr durante el minuto rápido a una velocidad de 11 o 12 km/h para ir subiendo poco a poco, según nuestro cuerpo vaya recibiendo los beneficios del entrenamiento y aumente nuestra forma física. Pero nunca sobrepasar las siete repeticiones.

Un hombre de 50 años, sedentario, que no tenga una buena forma física, puede comenzar los intervalos caminando tranquilamente y cada 3 o 4 minutos comenzar a caminar más deprisa y moviendo rápidamente los brazos durante 30 segundos y volver a otros 3 minutos de paseo tranquilo. Repetir este patrón cinco o seis veces. Semana a semana podrá ir aumentando la intensidad o la duración del esfuerzo durante la fase rápida del entrenamiento. Con el tiempo llegará a poder trotar durante la fase rápida.

ENTRENAMIENTO DE FUERZA

Es el que se realiza con máquinas o con pesas. Es una parte esencial de nuestro entrenamiento global para conseguir una buena forma física, proporcionarnos salud y retrasar el fenómeno natural del envejecimiento.*

Se consigue un ejercicio de alta intensidad anaeróbica sobre músculos o grupos musculares determinados y con poca sobrecarga cardiovascular. Mediante este tipo de ejercicios se estimula la síntesis de proteínas musculares tanto funcionales como estructurales. Es una forma muy eficaz de combatir la pérdida de masa muscular que se asocia al envejecimiento sedentario.

Muchos corredores no realizan entrenamiento de fuerza. Algunos no lo consideran necesario, otros incluso creen que es contraproducente ya que la hipertrofia de los músculos les produce mayor peso en las piernas. Pero el fortalecimiento muscular es indispensable para un corredor. Una musculatura entrenada, con tendones y ligamentos fuertes protege de los impactos de la carrera, permite más eficacia del paso y previene las lesiones. Una cuestión importante es el fortalecimiento de los músculos de la espalda para evitar los problemas lumbares.

El entrenamiento de fuerza consiste en someter determinados músculos o grupos musculares a una elevada intensidad de esfuerzo durante un breve periodo de tiempo. En principio esto se podría practicar en cualquier sitio, pero lo más recomendable es apuntarse a un gimnasio, privado o municipal, donde encontraremos máquinas y pesas que nos facilitarán mucho el entrenamiento y nos

---

* Mayo Clinic Staff, *Strength training: Get stronger, leaner, healthier.* <*http://www.mayoclinic.org*>.

permitirán una graduación paulatina del esfuerzo. Los músculos que deberíamos entrenar son: cuádriceps, tríceps, glúteos, abductores, aductores, musculatura de la espalda, hombros, bíceps y tríceps. La ventaja de los gimnasios es que en cada máquina está indicado qué músculos hace trabajar. También podemos disponer de un experto que nos instruya.

La técnica que hoy se recomienda es el entrenamiento de resistencia superlento: se trata de mover las máquinas o las pesas cuanto más lento mejor. Se debe practicar durante unos 20 minutos de dos a tres veces por semana.

1. Se debe empezar por el menor peso posible que se pueda levantar con comodidad. Ya se irá aumentando la carga semana a semana.

2. Comenzamos levantando las pesas o moviendo las máquinas lo más despacio y gradualmente posible. El movimiento completo de elevación debe durar unos cinco segundos.

3. Bajamos lentamente la pesa o máquina.

4. Realizamos de 5 a 8 repeticiones por cada serie. Al final de cada serie se debe tener una sensación de fatiga muscular de 9 en una escala de 10. Debe costar mucho realizar la última elevación.

5. Es bueno ajustarse a la regla del 1, 2 y 3: ejercitar cada vez 1 grupo muscular de brazos, piernas, espalda o abdominales, realizar 2 series en cada caso y dejar 3 minutos de reposo entre cada serie.

La flexibilidad, junto a la resistencia, la fuerza y la velocidad, es una de las denominadas cualidades físicas básicas. Por esta razón también hay que entrenar la amplitud de la movilidad de las articulaciones y la elasticidad muscular, que son los componentes básicos de la flexibilidad.

Es muy conveniente realizar al menos dos veces por semana y durante unos 20 minutos ejercicios de flexibilidad y fortalecimiento de la parte central del cuerpo (ejercicios core): espalda, pelvis y abdomen. Va a suponer un gran beneficio para nuestra técnica de carrera y para mejorar nuestra salud general. En las mujeres es obligado realizar ejercicios de fortalecimiento pélvico.

En la flexibilidad personal influyen muchos factores: la genética, el sexo (las mujeres son más flexibles), la edad (de pequeños somos capaces de mordernos el dedo gordo del pie), la hora del día (estamos más rígidos por la mañana) y hasta la temperatura ambiental. La flexibilidad es responsable en gran parte de la buena técnica del gesto deportivo y una mayor flexibilidad mejora nuestra carrera. Vamos a describir algunos ejercicios de flexibilidad. En Internet se encuentran páginas con descripciones magníficas acompañadas de fotografías y vídeos.*

a. De pie y descalzos, apoyamos los antebrazos en una pared y la frente sobre los antebrazos. Flexionamos una pierna hacia delante y estiramos la otra hacia atrás. Adelantamos la cadera para que la pierna trasera forme una línea recta con el tronco.

b. De pie, descalzos, apoyamos las palmas de las ma-

---

* <www. corredorespopulares.es>.

nos sobre una pared con los brazos estirados. Se adelanta una pierna en un paso. Flexionamos ambas piernas.

c. De rodillas sobre una pierna, con la pantorrilla sobre el suelo. La pierna adelantada forma ángulo recto sin adelantar la rodilla por delante del pie.

d. De pie, nos apoyamos en algún lugar para mantener el equilibrio. Flexionamos una pierna hacia atrás tirando del pie con la mano. Nos mantenemos así unos segundos. Repetimos con la otra pierna.

e. De frente estiramos la pierna apoyada sobre un objeto (banco, barandilla, silla) apoyando el talón, con las punteras hacia arriba. La otra pierna ligeramente flexionada.

f. Movimiento similar al anterior pero nos colocamos laterales al obstáculo y apoyamos la parte lateral interna del pie.

g. De pie con las piernas extendidas y cruzadas, flexionamos la cintura hacia delante buscando los pies con las manos. Repetimos cambiando la flexión de las piernas.

h. Sentados en el suelo, juntamos las plantas de los pies sujetándolos con las manos e intentamos llevar las rodillas hasta el suelo.

i. De rodillas con los pies juntos hacia atrás y con el empeine contra el suelo. Nos sentamos sobre los pies durante unos segundos.

j. Repetimos la postura anterior pero esta vez los pies se apoyan en el suelo con los dedos.

k. Nos sentamos con las piernas semiflexionadas hacia delante. Flexionamos el tronco hacia delante buscando con las manos los pies. Intentamos pegar al suelo toda la pierna.

Cuidado con los estiramientos

Es habitual encontrarse a corredores que antes o después de ejercitarse someten sus articulaciones, tendones y músculos a unos estiramientos que más que una práctica deportiva recuerdan las típicas torturas de la Inquisición medieval. Numerosos estudios realizados en varias universidades con atletas profesionales y corredores no profesionales han demostrado que los estiramientos tradicionales e indiscriminados no son útiles para prevenir lesiones y que, por el contrario, las pueden propiciar si no se realizan de manera adecuada, además de reducir el rendimiento deportivo.

Los estiramientos bien realizados mejoran la elasticidad de los músculos, la flexibilidad y la movilidad de las articulaciones, favorecen el riego sanguíneo y previenen las contracturas. Hay dos formas fundamentales de estiramientos: estáticos y dinámicos. Estos últimos son los más recomendados.

1. *Estiramientos estáticos*

Estos estiramientos son menos beneficiosos que los dinámicos y, si los realizamos debe ser solo tras el ejercicio, nunca antes.

Consisten en estirar los músculos en reposo hasta un límite confortable (en la frontera del dolor) y mantener esa posición durante 15 o 30 segundos. Hay numerosas variantes y métodos, pero, a efectos prácticos, hay dos modalidades principales. Estiramiento activo: estirar el músculo mediante la propia contracción muscular. Estiramiento pasivo: estirar el músculo mediante una fuerza externa ejercida sobre el miembro a estirar (compañero, máquina, taburete).

Los estiramientos estáticos activan el llamado reflejo miotático. Es un mecanismo de defensa del músculo. Cuando se estira en exceso se inhibe la contracción para evitar una lesión. Los estiramientos estáticos de larga duración (varios segundos) inhiben dicho reflejo, lo desactivan, con lo que aumenta el riesgo de lesión y el músculo pierde fuerza. Un experimento sencillo demuestra este efecto: coloca una mano extendida con los dedos separados sobre el pecho; con la otra mano llevamos el dedo índice hacia atrás lo más que se pueda y lo soltamos. El dedo cae con fuerza golpeando el pecho. Pero si repetimos la misma operación aguantando el dedo estirado durante 30 segundos, al soltar comprobaremos que el dedo cae blandamente sobre el pecho, sin fuerza. Un estudio reciente realizado en 26.612 participantes y en 3.464 lesiones analizadas demuestra que todas las medidas que se probaron fueron favorables para prevención de lesiones excepto los estiramientos estáticos.*

2. Estiramientos dinámicos

Se trata de estirar mediante pequeñas contracciones que producen movimientos lentos, suaves, controlados (balanceos, saltos sin rebote). Se pueden realizar al final del entrenamiento o al principio formando parte del calentamiento. A continuación se expone una secuencia de estiramientos dinámicos fácil de realizar antes de cada carrera. Todos los movimientos deben ser lentos, suaves, controlados y se tienen que repetir tres veces cada uno.

* J. B. Lanersen y cols., «The effectiveness of exercise interventions to prevent sport injuries: a systematic review and metaanalysis of randomized controlled trials», *British Journal Sport Medicine*, 2013.

a. De pie, se cruza una pierna sobre la otra y se flexiona poco a poco la pierna de apoyo hasta donde se pueda.

b. De pie intentamos tocar con la mano derecha el talón del pie izquierdo por detrás. Repetimos con la otra mano. Debemos apoyarnos en algún sitio para mantener el equilibrio.

c. Adelantamos una pierna y flexionamos su rodilla manteniendo el cuerpo recto.

d. Sentados en el suelo con las rodillas semiflexionadas, tocamos el pie izquierdo con la mano derecha y viceversa.

e. De pie, apoyamos los brazos en una pared o un árbol y balanceamos una pierna hacia delante y atrás. Luego cambiamos de pierna.

f. Acostados de espaldas, flexionamos la rodilla sobre el pecho ayudándonos con las manos. Cambiamos de pierna.

Estos son algunos ejemplos de las numerosas opciones que existen. Cada cual debe elegir sus estiramientos preferidos. Pero es mejor después que antes del ejercicio.

ANTES DE ENTRENAR, ACTIVAR

El calentamiento consiste en una serie de movimientos de brazos y piernas y de pequeños trotes que se deben realizar durante los minutos previos al comienzo del entrenamiento propiamente dicho. Con frecuencia, muchos corredores, cuando andamos apurados de tiempo, solemos obviar estos movimientos, que también forman parte del entrenamiento. El calentamiento tiene tres efectos esenciales.

1. Prepara los músculos para el esfuerzo que se les va

a exigir. Se activa la circulación muscular, se dilatan las arterias musculares y comienzan a movilizarse los combustibles metabólicos. Se desentumecen las articulaciones, se calientan los tendones y los ligamentos. El calentamiento evita muchas lesiones que se producen cuando forzamos un movimiento intenso en frío.

2. Activa el funcionamiento cardiaco y del sistema vascular, preparándolos para el esfuerzo.

3. Activa el aparato respiratorio y permite expulsar lo que en el argot profesional se denomina «primer aliento». El aparato respiratorio pasa del modo reposo al modo ejercicio. Es muy molesto que esta transición se realice durante los primeros minutos de carrera.

EL DESCANSO ES PARTE ESENCIAL DEL ENTRENAMIENTO

Muchos olvidan este principio fundamental en su afán por batir una marca personal en la próxima carrera popular. El organismo necesita periodos de reposo durante los cuales pueda asimilar los cambios hormonales, enzimáticos, metabólicos y genéticos que induce el entrenamiento. Para un entrenamiento saludable es necesario saber administrar los periodos de esfuerzo y de reposo.

Nuestra salud requiere al menos un día de reposo a la semana. Y aun más en los corredores añosos, en los que se deberían programar dos días de descanso a la semana. En el plan de entrenamiento que se propone en este manual se recomiendan de 1 a 2 días de descanso completo a la semana. Además, la rotación de los diferentes tipos de ejercicio permite descansos parciales de las estructuras del organismo involucradas en cada caso.

Para definir la relación entre correr y salud vienen muy bien los versos que se dedican al juego de las siete y media en la obra *La venganza de Don Mendo*, adaptados a nuestra circunstancia.

> El no correr da dolor,
> pues indica que mal tasas
> y eres de tu salud deudor.
> Mas, ¡ay de ti si te pasas!
> ¡Si te pasas es peor!

La relación entre cantidad de deporte semanal y salud sigue una curva en J, como se muestra en la figura. Si eres sedentario tu salud es mala. Dentro de un rango creciente de actividad física, tu salud mejora cuanto más deporte hagas. Por encima de una determinada cantidad de ejer-

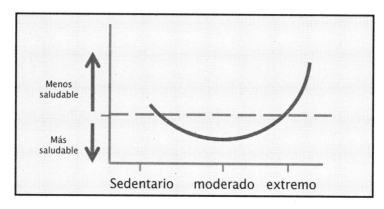

Figura 9. Curva en J que relaciona la intensidad del deporte y la salud, sobre todo en personas mayores de 60 años. Desde el sedentarismo, todo aumento en la intensidad del entrenamiento redunda en una mayor salud. A partir de una determinada intensidad de esfuerzo, el ejercicio se convierte en poco saludable.

cicio físico, tu salud vuelve a deteriorarse. Por eso es importante saber dónde están los límites de cada cual.

Estudios recientes han determinado dónde están esos límites.* La duración óptima de actividad física está entre 30 y 60 minutos diarios según el grado de intensidad. Si practicamos un ejercicio intenso, es decir, aquel que pone nuestro cuentarrevoluciones cardiaco por encima del 80 % de nuestra frecuencia cardiaca máxima, el límite saludable está en cinco horas a la semana; si la intensidad de nuestro esfuerzo es más moderado puede llegarse a las seis horas. Fíjese que si usted corre por salud los estudios médicos indican que una hora diaria de carrera con un día de descanso es la medida semanal adecuada.

Respecto a la cantidad de kilómetros cada semana, también depende de la intensidad del esfuerzo. Podemos hacer 75 kilómetros si caminamos, 60 kilómetros si corremos a intensidad moderada y 50 kilómetros si los hacemos a elevada intensidad. Más allá de estos límites se pierde la mayor parte del efecto beneficioso del ejercicio e incluso podría ser nocivo.

También influye la edad. Se me ocurre el siguiente refrán: «Los que somos maduritos, flojito.» El ejercicio de elevada intensidad no es saludable a partir de una cierta edad. Numerosos estudios han demostrado que el aumento del número de los llamados «atletas máster» va paralelo a un aumento de casos de arritmia cardiaca (fibrilación auricular).** La causa probable es que el esfuer-

---

* James H. O'Keefe, Barry Franklin, Carl J. Lavie, «Exercising for Health and Longevity vs Peak Performance: Different Regimens for Different Goals», *Mayo Clinic Proceedings*, 89, pp. 1171-1175, 2014.

** M. Wilson y cols., «Diverse patterns of myocardial fibrosis in lifelong, veteran endurance athletes», *Journal of Applied Physiology*, 2011.

zo excesivo continuado produce fibrosis en las aurículas, empeora su elasticidad y su capacidad de distensibilidad.

En personas jóvenes y en mayores con intensidades moderadas de entrenamiento, el corazón tiene una gran capacidad de distensión durante la diástole y se llena de sangre con más facilidad y luego expulsa más sangre en la sístole; cabe recordar que este es uno de los mecanismos por el que aumenta la cantidad de sangre que lanza el corazón por minuto en las personas entrenadas.

Los corredores más veteranos debemos ser conscientes de que si queremos disfrutar de nuestro deporte favorito con salud y durante muchos años debemos levantar el pie del acelerador, entrenar menos y a menos intensidad y someternos a revisiones médicas de vez en cuando.

DÓNDE, CÓMO Y CUÁNDO SE DEBE ENTRENAR

Aquí vamos a responder a las principales cuestiones respecto a algunas circunstancias de los entrenamientos y que más preocupan hoy en día a los corredores.

1. ¿Dónde?

Esta pregunta es fácil de responder: donde quieras. Es la ventaja de la carrera. Puedes correr en una cinta de un gimnasio, por la calle de tu ciudad, en carreteras o caminos, por senderos de montaña, incluso puedes trotar sin desplazamiento en la habitación de tu casa mirando la televisión. La ventaja de correr como deporte es que se puede practicar en cualquier sitio. Yo recomiendo, para aquellos que puedan, la opción mixta del exterior y el gimnasio cuando las condiciones climatológicas lo aconsejan.

2. ¿Cómo?

Aquí nos vamos a referir a lo que constituye hoy un tema de discusión acalorada: si es más saludable salir a correr por la mañana, en ayunas desde la noche anterior, o incluso correr en ocasiones tras un periodo más largo de ayuno, o hay que correr comido. Este asunto interesa no solo a los atletas, preocupados por conseguir marcas en carreras de larga distancia, sino a cualquier corredor que le sobren unos kilos de grasa.

Lo que es beneficioso es entrenar los sábados o los domingos con una carrera aeróbica en ayunas. Si salimos a correr a media mañana pueden haber pasado 14 o 15 horas desde la cena anterior. La principal consecuencia metabólica de un ayuno de entre 15 y 20 horas es que las reservas de glucógeno tanto en el hígado como en el músculo están muy bajas. La idea es que si sometes tu organismo al esfuerzo de la carrera en ayunas, al no disponer de suficientes hidratos de carbono para quemar, los músculos se ven forzados, desde el comienzo de la carrera, a obtener la energía que precisan quemando grasas. Esto (piensan algunos) hace que el organismo adquiera una mayor capacidad para consumir grasas, lo que a unos les mejora el rendimiento energético en las competiciones y a los otros les permite adelgazar más. Los estudios realizados al respecto no han producido resultados concluyentes.

Por mucho que se estimule la liberación de ácidos grasos desde los depósitos de grasa, estos necesitan ser transportados por la sangre, introducidos dentro del musculo y quemados en las mitocondrias de las células musculares. Estos procesos no aumentan porque haya una depleción de hidratos de carbono, sino mediante el entrenamiento aeróbico de largas distancias e intensidad moderada, como ya se ha dicho.

3. ¿Cuándo?

Cuando quieras, cuando sea más fácil compatibilizar los problemas familiares y laborales y lo permitan las circunstancias meteorológicas. Hoy en día hay una tendencia a recomendar que se practique el deporte por la tarde, por las mejores condiciones hormonales que se dan al comienzo de la tarde y porque favorece el descanso nocturno y combate el insomnio. Pero en muchas ocasiones, sobre todo en las carreras aeróbicas de larga distancia, lo mejor sigue siendo la mañana. También hay personas que por afición o por necesidad entrenan de noche. Es la moda de los «runámbulos», corredores que se citan para disfrutar de correr de noche por su ciudad semivacía.

COMPLEMENTOS TECNOLÓGICOS.

Ya hemos reiterado que lo más importante para un entrenamiento feliz y saludable es aprender a escuchar a nuestro propio organismo, reconocer sus necesidades en cada etapa de nuestro entrenamiento, percibir con claridad cuando estamos sometiendo nuestro cuerpo a un exceso de revoluciones. Vivimos en la era de la electrónica y esta ventaja ha inundado también el mundo deportivo. Hoy disponemos de una gama de artilugios que nos informan puntualmente y con exactitud numérica de todos los detalles físicos de nuestro entrenamiento. También tienen la ventaja de que solucionan muchos compromisos en cumpleaños, Día de la madre o Día del padre. Podemos utilizar algún artilugio que nos ayude, pero sin exagerar. A veces me encuentro con corredores llenos de cables por todas partes, incluidos los de la música.

1. El reloj. Quizás es el elemento más necesario aunque hay mucha gente que corre sin él, porque no les interesan las marcas, solo percibir cómo se sienten mientras corren y no los tiempos que van tardando en cada entrenamiento.

2. El podómetro. Es un dispositivo que marca los pasos que damos y que tenemos que ajustar previamente a lo que mida nuestro paso. En esas condiciones puede indicarnos (aproximadamente) la distancia que hemos recorrido en cada entrenamiento. No es de gran utilidad salvo que entrenemos por caminos rurales de los que desconocemos las distancias. Además no suelen ser muy precisos.

3. Pulsómetro. Este dispositivo sí que es interesante para las personas que comienzan a correr y quieren aprender a evaluar el trabajo que realiza su corazón, en cada condición de entrenamiento. En mi experiencia es un aparato que se usa mucho al principio y que se abandona una vez que se aprende a percibir cómo funciona nuestro corazón mediante las sensaciones que manifiesta.

4. GPS. Es un dispositivo útil para obtener información exacta (determinada vía satélite) acerca de circunstancias físicas de nuestro entrenamiento como distancia recorrida, velocidad, desniveles, recuerda rutas realizadas, etc. Hay incluso aplicaciones gratuitas para usar en el teléfono móvil.

5. Acelerómetro. Es un dispositivo que se coloca en la zapatilla (en los cordones o debajo de la plantilla). Posee unos sensores que miden la zancada, la cadencia de

paso, calcula las distancias, la velocidad. Las ventajas sobre otros dispositivos es que no depende de la existencia de cobertura de satélite, es de pequeño tamaño y tiene una gran autonomía de baterías. Algunas marcas los incorporan de fábrica a sus zapatillas junto con una aplicación de móvil que permite, al llegar a casa, descargar en el ordenador los datos del entrenamiento.

9

Las carreras populares

LOS BENEFICIOS DE LAS CARRERAS POPULARES

Llega un momento en la progresión de todo corredor que decide, por sí mismo o impulsado por amigos o familiares, inscribirse en una carrera popular. Esta es una buena decisión si se hacen las cosas de acuerdo con todo lo que se ha recomendado en las páginas precedentes y no se deja de escuchar lo que el cuerpo nos dice. Con la participación en eventos deportivos se acrecentarán los efectos beneficiosos que ejerce el correr sobre nuestra salud y felicidad. Los siete puntos que avalan el valor saludable de las competiciones son:

1. Cualquier carrera popular mide de manera objetiva nuestro nivel de forma física. Es muy útil para verificar las mejoras conseguidas y planificar la continuación de los entrenamientos.

2. Es una buena excusa para mantener la motivación del entrenamiento a lo largo del tiempo. Nos ayuda a sacudir la pereza que nos retiene en el sillón de casa a la mínima gota de lluvia.

3. Nos permite compartir con amigos y familiares

nuestra actividad deportiva. Algunos días se realizan los entrenamientos en compañía de aquellos con los que se va a compartir la carrera. El correr tiene una función social nada desdeñable.

4. Aumenta nuestra autoestima. Cruzar la meta de cualquier carrera, a cualquier tiempo del cronómetro, es una experiencia inolvidable y que solo te pertenece a ti. Es el premio por ese esfuerzo continuado, kilómetro a kilómetro, semana a semana y que te ha permitido superar límites que unos meses antes parecían insalvables.

5. Aprendes a conocer más tu cuerpo y tu mente, a los que vas a someter a unas condiciones físicas extremas, pero controladas. Es una experiencia que rinde sus beneficios físicos y morales a lo largo de toda la vida.

6. En cualquier carrera tú eres tu único contrincante. Solo corres por tu placer y contra ti mismo. En una camiseta que me regalaron en una media maratón de Lisboa en la que participé, se proclama: «20.000 participantes y un solo adversario.»

7. Y no hay que olvidar la función lúdica. Con las carreras populares viajas y ves las ciudades como nadie las puede ver. Yo he participado en dos maratones memorables: París y Praga. ¿Se imagina la sensación que proporciona el pasar corriendo bajo la torre Eiffel o recorrer al trote toda la orilla del rio Moldava? No hay nada comparable a disfrutar corriendo por estas ciudades, a un ritmo tranquilo, sin la presión de tener que hacer una determinada marca de tiempo.

En este capítulo se van a presentar unos planes sencillos de entrenamiento que pueden permitir, a los que estén interesados, participar en cualquiera de las carreras populares de su elección.

CÓMO PREPARAR UNA CARRERA DE CINCO KILÓMETROS

Esta es una buena opción para comenzar. En todos los pueblos y ciudades abundan las iniciativas municipales o altruistas para organizar carreras en torno a esa distancia. Su objetivo es promover una participación masiva y familiar.

Hay que tener precaución ya que esta es una distancia olímpica que normalmente se corre a una elevada velocidad (en torno a 12 minutos). Como tu interés no es batir récords olímpicos, no vayas a imitar a los que se colocan en la primera línea de salida con la intención de obtener algún premio o conseguir una buena marca. Tienes que tomártelo con tranquilidad y disfrutar de la prueba corriendo de acuerdo a tu nivel de entrenamiento. Lo normal es recorrer esta distancia en 30 o 40 minutos. Esto supone un ritmo de carrera entre 6 y 8 minutos el kilómetro, que está al alcance de casi cualquier persona. El iniciarse en las carreras populares con esta distancia tiene muchas ventajas.

1. Permite recuperaciones muy rápidas, en dos o tres días, ya que el desgaste físico es pequeño.

2. La corta distancia puede permitirte mayor velocidad de carrera, siempre de acuerdo con tus posibilidades y las indicaciones de tus entrenamientos. También tendrás que tener en cuenta los factores añadidos, como las condiciones meteorológicas del día de la prueba o la juerga con amigos y familiares la noche previa.

3. No se necesita ningún plan especial de entrenamiento, solo seguir el entrenamiento habitual que ya se ha descrito. El único extra consistiría en correr, aprovechando algún domingo o festivo, una distancia de diez kilómetros.

Una norma general muy beneficiosa, para esta y todas las competiciones, es correr en varias ocasiones y despacio una distancia mayor que la de la prueba a realizar. Esto aumenta la moral, ya que nos garantiza un final feliz.

CÓMO PREPARAR UNA CARRERA DE DIEZ KILÓMETROS

Esta también es una distancia que puede correr casi cualquier persona con un entrenamiento básico. Es un escalón más que hay que subir para conseguir mayores logros.

Es una carrera que te permitirá participar por primera vez en una prueba de fondo, verificar tu estado físico y disfrutar de una mañana divertida con amigos y familiares.

Vamos a describir un plan de entrenamiento que te permitirá acabar esta prueba en un tiempo de una hora. Esto supone mantener un ritmo de carrera de seis minutos el kilómetro, lo que está al alcance de casi cualquier persona. Pero no hay que obsesionarse, es posible que tu nivel de forma física, por edad o por tiempo de entrenamiento, solo te permita terminar los 10 kilómetros en hora y media: no te preocupes y disfrútalo, que de eso se trata.

Las características generales del plan de entrenamiento, que como veremos en muchos aspectos son comunes a las de otras carreras, atiende a desarrollar los siguientes aspectos.

1. Resistencia aeróbica. Hay que entrenar el cuerpo para correr más distancia que la de la prueba. Para eso, según la disponibilidad de tiempo, se deberían realizar cada semana una o dos carreras de resistencia de 15 kilómetros. Correr a una velocidad entre 6,30 y 7 minutos por kilómetro, que permita mantener una frecuencia cardiaca

por debajo del 70 % de la frecuencia cardiaca máxima. Las personas mayores de 50 años, a menos que tengan una gran forma física, no deberían sobrepasar los 150 latidos por minuto.

2. Fuerza. Dos días a la semana y durante 20 minutos hay que entrenar la fuerza de la musculatura de las piernas, abdominales y de la espalda con máquinas o con pesas en un gimnasio.

3. Capacidad anaeróbica. Dos días a la semana, que pueden coincidir con el entrenamiento de fuerza, se debe practicar de 20 a 30 minutos de entrenamiento interválico.

4. Elasticidad y flexibilidad. Dos o tres días a la semana es necesario realizar breves sesiones de flexiones y estiramientos dinámicos.

5. Descanso. Un día a la semana y tres días antes de la prueba hay que dedicarlo al reposo. El descanso forma parte del entrenamiento. Ya se ha dicho que es el periodo que permite a nuestro organismo recuperarse y asimilar el esfuerzo al que lo hemos sometido.

ESQUEMA DE ENTRENAMIENTO SEMANAL PARA UNA CARRERA DE 10 KILÓMETROS

1.º día: Carrera aeróbica de 10 a 15 kilómetros.
2.º día: Sesiones de intervalos y fuerza.
3.º día: Carrera aeróbica de 10 a 15 kilómetros.
4.º día: Sesiones de intervalos y fuerza.
5.º día: Carrera aeróbica de 10 a 15 kilómetros.
6.º día: Descanso.
7.º día: Carrera aeróbica de 10 a 15 kilómetros.

Tabla VIII. Esta es una propuesta general de entrenamiento que cada cual tendrá que adaptar a sus circunstancias personales.

Da igual a qué día de la semana correspondan los ordinales, cada uno debe adaptar el plan a sus ocupaciones y a sus compromisos laborales y familiares. Lo habitual es que el día 1.º sea el domingo y el 7.º el sábado. Son los días en los que se dispone de más tiempo para hacer los recorridos más largos. Si algún día no podemos entrenar dejamos de hacer lo que corresponde a ese día y seguimos sin alterar el esquema previsto. Este es, evidentemente, un plan de entrenamiento para aquella persona que pueda disponer del tiempo necesario cada día. Si andamos apretados de tiempo las carreras que no se deben suprimir son las de largas distancias de sábados y domingos. Ellas nos proporcionan el fondo suficiente para llegar a la meta con independencia de la marca conseguida. Aquellos corredores más jóvenes o con mejor forma física pueden ajustar el entrenamiento para conseguir una mejor marca el día de la prueba. El punto esencial en este caso es la velocidad a la que se corra en los intervalos.

De manera orientativa se puede evaluar con antelación la marca que se puede conseguir el día de la prueba.* Se pueden correr los 10 kilómetros por debajo de la hora (en 55 minutos) si eres capaz de correr un kilómetro en 5 minutos y 200 metros en 44 segundos. Un corredor puede acabar esta prueba en 45 minutos si es capaz de correr un kilómetro en 3 minutos y 58 segundos y los 200 metros en 38 segundos. Con estos rangos cada cual puede evaluar aproximadamente sus posibilidades.

El día de la prueba hay que tener en cuenta unas pocas recomendaciones elementales para evitar que un día de fiesta para recordar se transforme en un día aciago para olvidar.

---

* A. Lawrence y M. S. Cheid, *Autoentrenamiento para corredores*, Martínez Roca, Barcelona, 1987.

1. La semana previa a la carrera solo hay que correr breves periodos de 30 minutos diarios y a una intensidad moderada. Tres días antes de la prueba reposo completo.

2. Se debe vestir la ropa adecuada según el tiempo que vaya a hacer y calzar las zapatillas que nos correspondan. No es buena idea estrenar ni la ropa ni las zapatillas el día de la carrera, a no ser que se quiera conocer qué se siente cuando un elástico roza la ingle a cada paso durante 10 kilómetros.

3. Es necesario desayunar como se hace habitualmente pero con la suficiente antelación para atender los deberes fisiológicos. No hay nada más desagradable que tener que salir a buscar los aseos de un bar en medio de la prueba.

4. Se tiene que beber algo de agua o de alguna bebida isotónica mientras se espera en la línea de salida.

5. Hay que colocarse más bien detrás de todos los corredores. Por muchos participantes que haya, apenas representa una diferencia de 200 metros, que no son nada en 10 kilómetros de carrera. Así evitamos vernos arrastrados por el entusiasmo y la velocidad de los corredores mejor preparados.

6. Es recomendable beber algo de agua en cada avituallamiento y disfruta del evento lo más que podamos.

CÓMO PREPARAR UNA MEDIA MARATÓN

Ya se ha superado con éxito y alegría nuestra primera carrera de fondo y nos ha quedado tan buen sabor de boca que planeamos abordar retos mayores. También puede suceder (como fue mi caso) que la conjunción de sentirte suficientemente fuerte en los entrenamientos y la inconsciencia de unos amigos te lleve a enfrentarte directamente con los 21 kilómetros y pico de la media maratón. Aunque algunos no lo crean, realmente esta es una distancia que aún está al alcance de casi cualquiera.

Los organizadores de carreras populares, con el fin de aumentar la participación y hacerla asequible al mayor número de personas, están rebajando los límites de tiempo para el cierre de la meta. Normalmente en las medias maratones la meta se cierra entre dos horas y media y tres horas tras el inicio. Esto significa que se pueden recorrer los 21,097 kilómetros a una velocidad entre 7 y 8 kilómetros por hora. Casi cualquiera lo puede conseguir con un poco de entrenamiento y una mínima condición física.

El plan general de entrenamiento es similar al descrito para la carrera de 10 kilómetros. Lo único que varía son las distancias y las velocidades. Se expone el plan de entrenamiento más asequible, para poder terminar la media maratón en un tiempo entre dos horas y dos horas y media. Esto equivale a una velocidad de carrera entre 6 y 7 minutos el kilómetro. Cada cual puede optar por un plan de entrenamiento más o menos ambicioso según sus disponibilidades de tiempo y su forma física. Hay que tener cuidado con el mayor peligro en estos casos, que es querer abarcar demasiado y caer en el sobreentrenamiento.

ESQUEMA DE ENTRENAMIENTO SEMANAL PARA UNA
MEDIA MARATÓN

1.º día: Carrera aeróbica de 10 a 15 kilómetros a realizar
en unos 90 minutos.
2.º día: Sesiones de intervalos y fuerza.
3.º día: Carrera aeróbica de 5 a 10 kilómetros a una velocidad entre 6 y 6,30 minutos el kilómetro.
4.º día: Sesiones de intervalos y fuerza.
5.º día: Carrera aeróbica de 5 a 10 kilómetros a una velocidad entre 6 y 6,30 minutos el kilómetro.
6.º día: Descanso.
7.º día: Carrera aeróbica de 15 a 20 kilómetros.

Tabla IX. Lo más importante de este plan son las carreras de larga distancia, ya que son la garantía de finalizar la prueba. Se debe correr al 70 % de la frecuencia cardiaca máxima.

Cualquiera que haya seguido el plan básico de entrenamiento durante al menos cuatro o cinco meses, sobre todo si ha participado en alguna carrera de 5 o 10 kilómetros, está en disposición de abordar el plan de entrenamiento de la media maratón. Tiene los mismos parámetros que el entrenamiento de la carrera de 10 kilómetros y también se debe ajustar a las posibilidades personales de cada cual. El entrenamiento completo debe abarcar, al menos, las ocho semanas previas a la prueba.

Cada persona puede ajustar este programa a su forma física y al tiempo que puede dedicar al entrenamiento. El tiempo al que se puede terminar la prueba se puede evaluar aproximadamente según los siguientes parámetros. Se pueden correr los 21 kilómetros en dos horas si se es capaz de correr un kilómetro en 55 minutos. Se puede acabar la media maratón en 1 hora y 45 minutos si se logra correr un kilómetro en 43 minutos.

Además es conveniente atender las siguientes recomendaciones:

1. Elige una media maratón que se acomode a tus gustos y posibilidades. Existe un amplio calendario de pruebas desde las locales (en tu ciudad) a las exóticas (Varadero, Cuba). Va a ser una gran fiesta que debes compartir con la familia o los amigos. Hay que vivir ese momento con alegría y disfrutándolo en todos los sentidos.

2. Haz la inscripción lo antes posible. Primero porque las plazas suelen agotarse, segundo porque una vez pagado ya es más difícil que te eches para atrás.

3. Se supone que llevas trotando al menos un año, incluso es posible que hayas participado en carreras locales de menor distancia. Ya estás preparado. Ahora es cuando necesitas el apoyo familiar, ya que los sábados y los domingos tendrás que emplear de dos a cuatro horas en los entrenamientos. Una alternativa es madrugar y cumplir el entrenamiento planificado mientras la familia se va despertando. Mucho mejor si en la aventura van a participar amigos o perteneces a un club. Las carreras largas de resistencia son más llevaderas en compañía.

4. Ajusta la dieta desde el momento en que comienzas la preparación de la carrera para correr con el menor peso posible. No se imaginan lo que cuesta transportar cinco kilos de grasa extra en los muslos o en la barriga durante 21 kilómetros.

5. Mucha paciencia, constancia y confianza en tus fuerzas. Escucha a tu cuerpo y en caso necesario reduce la velocidad. Las lesiones aumentan con el sobreesfuerzo.

6. Aprovecha los entrenamientos de más larga distan-

cia para ir conociendo las necesidades de tu cuerpo y las molestias que puedas sentir. También somete a prueba el calzado y la ropa.

7. No caigas en el error de saltarte la regla número uno de todo participante en una carrera popular: no intentes nada nuevo el día de la carrera, ni velocidades, ni ropa, ni calzado, ni bebidas, ni comidas.

8. La semana antes de la carrera sigue una alimentación abundante en hidratos de carbono. El día antes ingiere solo alimentos ricos en hidratos de carbono (pasta, arroz, pan, etc.), no hagas excesivo ejercicio, deja la visita de la ciudad para el día siguiente y métete temprano en la cama a leer o a ver la televisión.

9. Infórmate con detalle de las condiciones meteorológicas del día de la prueba y adopta en consecuencia las recomendaciones que ya se han pormenorizado.

10. El día de la prueba desayuna temprano algo abundante en hidratos de carbono y lleva alguna barrita energética o caramelos con azúcar para consumir durante la carrera.

11. Sitúate lo más atrás que puedas en la línea de salida. Si te colocas al principio te arrastrará la euforia corredora de los atletas preparados y te agotarás en los primeros kilómetros; para cuando te des cuenta del error ya será demasiado tarde. Intenta correr relajado, como en los entrenamientos. Esto es difícil en la primera carrera a causa de la excitación del momento, las hormonas borbotean en tu sangre. Comienza a trotar despacio soltando el primer aliento durante los primeros kilómetros, luego, poco a poco, irás cogiendo el ritmo. Controla la respiración y la pisada y si hace calor bebe en todos los avituallamientos, mejor si son bebidas isotónicas.

12. Celebra el triunfo con amigos y familiares pero

no te hidrates inmediatamente tras la carrera con bebidas que contengan alcohol. Después de ducharte en el hotel y beber abundante agua, cuando al fin estés sentado en el restaurante con tu medalla colgada del cuello, entonces es el momento de la primera cerveza.

¿HAY QUE ESTAR LOCO PARA CORRER UNA MARATÓN?

Pues, de ser así, yo he estado loco dieciséis veces. La última vez estuve loco de remate al correr con 66 años la maratón de Madrid y estaré loco de atar cuando corra mi próxima maratón, que será en Berlín en 2015 con 67 años. También están locos los millones de corredores que acaban esta prueba en las miles de maratones que se celebran cada año por todo el mundo. Los españoles debemos de estar especialmente mal de la cabeza ya que, detrás de Estados Unidos (104 maratones al año), somos uno de los países que más maratones convoca de todo el mundo: 26 maratones celebradas el año pasado según consta en la revista *Corricolari* (número especial Maratones 2013). Algunas de estas maratones como Madrid, Barcelona, Valencia, Sevilla o San Sebastián agotan las inscripciones con decenas de miles de participantes en cada edición. Es fácil calcular que en España debe haber unas 50.000 personas que corren maratones cada año. ¿No son demasiados locos sueltos?

Pero ¿es saludable correr alguna maratón?

Hay mucha literatura al respecto y, como en muchas otras circunstancias, todo depende de qué es lo que metamos en el «saco» de la estadística. Es decir, no es lo mismo correr maratones para conseguir marcas o aspirar a premios, que hacerlo en plan recreacional tomándoselo con tranquilidad y convirtiendo el evento en una ocasión de fiesta familiar o convivencia con los colegas del club. Como veremos más adelante, a este nivel el riesgo de muerte es mínimo y el beneficio para la salud, máximo. No obstante, es recomendable hacerse un reconocimiento médico lo más completo posible.

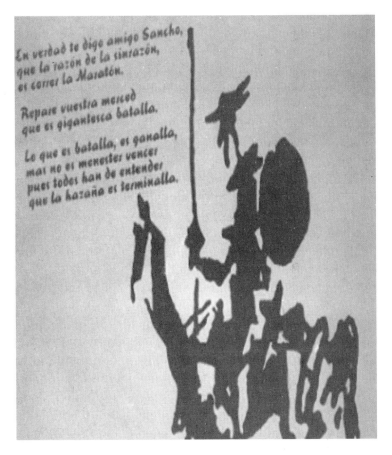

Figura 10. Cartel de la maratón de Madrid 1996 (MAPOMA). Esta fue la única maratón en la que conseguí bajar de las cuatro horas. Me fueron de gran utilidad las sabias palabras de don Quijote.

CÓMO PREPARAR UNA MARATÓN DE SUPERVIVENCIA

Una maratón de supervivencia es aquella carrera que corremos a una velocidad suficiente para que nos permita acabar dentro del plazo que establece la organización (normalmente seis horas), en buenas condiciones físicas y con ganas de repetir la experiencia.

Acabar una carrera de maratón de estas características está al alcance casi de cualquiera que posea un mínimo de forma física. Para terminar antes del límite de entrada en meta en seis horas hay que correr a una velocidad media de 7 kilómetros por hora (casi 9 minutos el kilómetro). Es decir, caminando rápido e intercalando algunos breves periodos de trote lento se puede acabar la maratón dentro del tiempo establecido. Y siempre queda Nueva York, la única carrera en la que no hay plazo para el cierre de meta.

Los requisitos necesarios son al menos un año de entrenamiento básico según hemos indicado y es muy conveniente haber corrido previamente una media maratón. El plan de entrenamiento abarca desde las ocho a las diez semanas antes de la carrera y es muy parecido al de la media maratón, con la diferencia de la mayor distancia de las carreras de resistencia aeróbica, de las cuales algunas deben superar los 30 kilómetros.

Se requiere una firme voluntad, disponibilidad de tiempo y la entusiasta colaboración familiar para llevar a cabo el plan de entrenamiento de una carrera de maratón. Lo más difícil de una maratón, para la mayor parte de las personas, es sacar tiempo para el entrenamiento.

ESQUEMA DE ENTRENAMIENTO SEMANAL PARA UNA MARATÓN DE SUPERVIVENCIA

1.º día: Carrera aeróbica de 15 a 20 kilómetros a un ritmo de 7,30 a 8 minutos el kilómetro.

2.º día: Sesiones de entrenamiento de fuerza e intervalos (30 minutos de trote muy lento con 7 intervalos de 1 minuto a la velocidad de 11 kilómetros por hora).

3.º día: Carrera aeróbica de 5 a 10 kilómetros a una velocidad entre 6 y 6,30 minutos el kilómetro.

4.º día: Sesiones de entrenamiento de fuerza e intervalos (30 minutos de trote muy lento con 7 intervalos de 1 minuto a la velocidad de 11 kilómetros por hora).

5.º día: Carrera aeróbica de 5 a 10 kilómetros a una velocidad entre 6 y 6,30 minutos el kilómetro.

6.º día: Descanso.

7.º día: Carrera aeróbica de 20 a 25 kilómetros a un ritmo en torno a 8 kilómetros por hora.

Tabla X. Cada cual puede ajustar este plan a sus circunstancias personales. Lo que no se puede omitir son las carreras aeróbicas de larga distancia.

En el día 7 de la semana se pueden realizar algunas carreras de más de 30 kilómetros, aunque se corran a una velocidad muy lenta. Estas son carreras de entrenamiento de gran efecto moral sobre el corredor novato, ya que permiten superar la distancia que en las maratones es fatídica, ya que es cuando muchos corredores se topan con el famoso «muro». Saber que ya hemos superado este obstáculo en casa nos da confianza de que terminaremos la carrera.

Cada uno puede ajustar los días de la semana de este esquema según sus conveniencias, pero lo mejor es que, como en las otras carreras, el día 7 sea domingo, así podremos hacer los entrenamientos que ocupan más tiempo los fines de semana. En el caso de que no podamos entrenar algún día, se suprime el entrenamiento que corresponda a ese día pero se sigue con el esquema general.

Respecto a la cantidad de ejercicio que se debe hacer la última semana antes de la maratón hay diferentes versiones. Las carreras de maratón son casi siempre en domingo, así que en mi experiencia la mejor opción es la siguiente: terminar el plan de entrenamiento el domingo anterior con una carrera larga (más de 30 kilómetros) a un ritmo muy tranquilo; es una carrera más psicológica que física. El resto de la semana trotar muy poca distancia y muy despacio, tres o cuatro kilómetros cada día, solo para mantener los músculos en un descanso activo. Tres días antes de la prueba el reposo debe ser lo más estricto que se pueda.

El realizar una carrera de larga distancia (más de dos horas), al menos una vez a la semana, es fundamental. Hay que entrenar a nuestro organismo a consumir grasas y a ahorrar hidratos de carbono. Recordemos que «kilómetros hacen mitocondrias» y estos orgánulos son los encargados de oxidar las grasas en los músculos para proporcionar la energía de contracción.

La semana previa a la prueba se debe seguir una dieta de alimentos ricos en hidratos de carbono y de fácil digestión como arroces, pastas, verduras y legumbres y purés,* suprimir la ingesta de alcohol o reducirla a un mínimo y beber muchos líquidos: agua, zumos y bebidas deportivas.

---

* A. B. Peinado y cols., «El azúcar y el ejercicio físico: su importancia en los deportistas», *Nutrición Hospitalaria* (suplemento 4), 2013.

Las recomendaciones a seguir durante la carrera son las mismas que para la media maratón.

CÓMO PREPARAR UNA MARATÓN DE CUATRO HORAS

Acabar una maratón entorno a las cuatro horas exige correr la prueba a una velocidad promedio de 1 kilómetro en 5,43 minutos. Esto está solo al alcance de los corredores que reúnan las siguientes condiciones:

1. Haber cumplido por lo menos un año de entrenamiento básico y haber participado en alguna media maratón.

2. Tener un nivel de forma física tal que permita correr 1 kilómetro en 4,5 minutos y 10 kilómetros en menos de 55 minutos.

Sobre la base de esta forma física se puede comenzar un plan de entrenamiento de diez a doce semanas antes de la maratón. Como en el caso de la maratón de supervivencia, se requiere una firme voluntad, disponibilidad de tiempo y la entusiasta colaboración familiar.

ESQUEMA DE ENTRENAMIENTO SEMANAL PARA UNA
MARATÓN DE CUATRO HORAS

1.º día: Carrera aeróbica de 20 a 25 kilómetros a un ritmo de 6 minutos el kilómetro.

2.º día: Sesiones de entrenamiento de fuerza e intervalos (30 minutos de trote muy lento con 7 intervalos de 1 minuto a la velocidad de 13 kilómetros por hora).

3.º día: Carrera aeróbica de 10 a 20 kilómetros a una velocidad inferior a 6 minutos el kilómetro.

4.º día: Sesiones de entrenamiento de fuerza e intervalos (30 minutos de trote muy lento con 7 intervalos de 1 minuto a la velocidad de 13 kilómetros por hora).

5.º día: Carrera aeróbica de 5 a 10 kilómetros a una velocidad inferior a 6 minutos el kilómetro.

6.º día: Descanso.

7.º día: Carrera aeróbica de 20 a 25 kilómetros a un ritmo de 6 minutos el kilómetro.

Tabla XI. En este plan de entrenamiento, además de las carreras de larga distancia, es necesario entrenar los intervalos, ya que acabar una maratón en cuatro horas requiere también velocidad.

RECOMENDACIONES GENERALES PARA UNA CARRERA DE MARATÓN

1. No abusar de las carreras de entrenamiento demasiado largas.

2. Evitar entrenamientos demasiado intensos. No se debe superar nunca el 70 % de la frecuencia cardiaca máxima, excepto durante breves periodos de tiempo, como en los intervalos. Hay que evitar el sobreentrenamiento.

3. Descansar lo suficiente, ya que forma parte del en-

trenamiento. Revisar el estado de los pies y vigilar las uñas.

4. Evitar correr con exceso de ropa. No abrigarse demasiado durante los entrenamientos con la intención de perder peso. Sudar mucho hace que perdamos agua, pero no grasa y el agua se recupera en cuanto bebemos. Si tenemos exceso de peso la única manera de perderlo es siguiendo el plan de alimentación que se ha descrito.

5. No olvidar los entrenamientos de fuerzas sobre todo de abdominales y músculos de la espalda, y del suelo pélvico en mujeres.

6. Hacer los estiramientos dinámicos y no abusar de ellos.

7. Alternar diferentes tipos de piso (asfalto, tierra, cemento de aceras) en los entrenamientos.

8. No andar demasiado, ni estar demasiado tiempo de pie el día anterior a la carrera. Dejar las visitas turísticas para después de la prueba.

9. No abusar de los geles o ampollas de glucosa.

10. Hidratarse bien antes, durante y después de la carrera, pero sin exceso.

11. Mirar bien las condiciones meteorológicas en las que tendrá lugar la carrera para adecuar nuestra equipación.

12. Evitar hacer los primeros kilómetros a un ritmo demasiado fuerte. La emoción de la prueba y la velocidad de los corredores mejor preparados hace que nos sobrevaloremos en la salida. Es un error que se acaba pagando. Lo mejor es utilizar la primera media hora de carrera para calentar y poner en actividad óptima todo nuestro organismo.

ASPECTOS ENERGÉTICOS DE UNA CARRERA DE MARATÓN

La carrera de maratón impone una sobrecarga metabólica al organismo y es importante tener una idea clara de cuánta energía gastamos y qué combustibles utilizamos durante una carrera de esa distancia.

Para un corredor recreacional, que acaba una maratón en un tiempo entre 4 y 5 horas, podemos considerar un gasto energético aproximado de 0,16 kilocalorías por kilo de peso y por minuto. Esta fórmula es común a hombres y mujeres y es independiente de la edad.

Cada cual puede conocer las calorías consumidas durante su carrera multiplicando 0,16 por su peso (antes de la carrera) y por los minutos que ha estado corriendo. Una mujer de 70 kilos de peso, que acabe una maratón en 4 horas 30 minutos, habrá gastado $0,16 \times 70 \times 270 = 3.024$ kilocalorías. En los atletas y corredores profesionales, su mayor eficiencia mecánica y su entrenamiento metabólico hacen que el consumo energético sea menor que el de un corredor aficionado.

¿Qué tipo de combustibles consume nuestro organismo en la maratón? Esto, como ya hemos visto, depende de la velocidad de la carrera. En general, cuanto más lento se corra, más grasa se consume; cuanto más rápido, más aumenta el consumo de hidratos de carbono.

Por ejemplo para un corredor que corra la maratón a una velocidad lenta y que tarde unas 5 horas, la energía que consumen sus músculos procederá en un 50 % de los hidratos de carbono y en un 50 % de las grasas. En el ejemplo anterior de la corredora que gastaba 3.000 kilocalorías en la prueba, tendremos que gasta:

a. 1.500 kilocalorías en forma de hidratos de carbono. Como proporcionan 4 kilocalorías por gramo, esto significa que habrá consumido 375 gramos de glucosa.

b. 1.500 kilocalorías en forma de grasas. Como proporcionan 9 kilocalorías por gramo, esto significa que habrá consumido 166,6 gramos de ácidos grasos.

Tiempo de carrera	2,15 h	3,45 h	5,12 h
Glucógeno muscular	359	225	150
Glucógeno hepático	67	81	86
Grasas	89	129	159
Proteínas	18	36	41
TOTAL	642	622	604

Tabla XII. Combustibles (gramos) consumidos durante una maratón a tres niveles de velocidad, para una persona de 70 kilogramos de peso. Modificada de C. Saavedra.*

Una de las conclusiones de estos valores es que solo perdemos un poco más de medio kilo de peso tras una maratón. Si nos pesamos inmediatamente anotaremos una pérdida de varios kilos de peso, pero son de agua, que

* C. Saavedra, *Costo energético de la maratón: utilización y origen de las fuentes de energía.* <*www.fisiogym.cl*>.

se recuperan rápidamente en las próximas horas tras la carrera. Los 600 gramos perdidos a causa del consumo metabólico casi los recuperaremos también en el banquete de celebración con amigos o familiares.

Estos datos indican que el único nutriente que puede faltar en una carrera de maratón son los hidratos de carbono, ya que, por delgado que esté el corredor, siempre tendrá grasa de sobra para atender los requerimientos musculares. Esta es una de las razones de la preocupación por aportar suficientes alimentos ricos en hidratos de carbono, al menos la semana antes de la carrera, en las medias maratones y en las maratones. De ahí la entrañable costumbre de la cena de pasta la víspera de la prueba.

CÓMO NO DARSE CONTRA EL MURO

Como se imaginarán, a lo largo de los 42 kilómetros de una carrera de maratón se pueden llegar a sentir y padecer todo tipo de sensaciones. Llegan a doler músculos que ni siquiera sabíamos que teníamos. A veces ocurren problemas intestinales como diarreas o vómitos, etc. La mayor parte de estos pequeños inconveniente se superan gracias al endurecimiento que proporciona el entrenamiento (en inglés se le llama *endurance*) y a las endorfinas que corren a raudales por la sangre del corredor y le hacen sentir como placentera una actividad que, a todas luces, no debería serlo. Pero entre todos los percances que pueden surgir entre el corredor y la meta se encuentra «el muro». Yo nunca lo he padecido, pero he sido testigo de algunos corredores que se han topado contra este obstáculo insalvable. Pero ¿qué es esto del muro?

Los corredores con una alimentación deficiente en

hidratos de carbono o con un entrenamiento insuficiente o que han corrido a una velocidad por encima de lo que le permitía su forma física pueden verse detenidos por una barrera infranqueable e invisible en torno al kilómetro 30 de carrera. Se le llama «muro» porque la percepción que tiene el corredor es que algún obstáculo invisible le impide seguir corriendo. La realidad es que sus músculos se han quedado sin hidratos de carbono y no pueden seguir contrayéndose. Se les produce una auténtica parálisis metabólica.*

¿Cómo es posible que se produzca esta carencia aunque el corredor tenga abundante grasa para quemar en sus músculos? Porque las mitocondrias musculares necesitan una pequeña cantidad de glucosa que actúe como «cebador» de los procesos de oxidación de las grasas. Por eso, en esos corredores, por muchos ácidos grasos que tengan circulando, si no hay algo de glucógeno muscular no los pueden metabolizar. Las piernas se paralizan y el corredor se queda detenido por ese invisible muro metabólico.

Hay tres estrategias fundamentales para evitar este muro:

1. Aumentar la cantidad de glucógeno acumulado en el músculo para que proporcione glucosa hasta el final de la carrera. Esto se consigue con dos medidas. Una de ellas es consumir una alimentación abundante en hidratos de carbono al menos durante la semana previa a la carrera y en el desayuno de esa mañana. La otra (mucho más eficaz y complementaria de la anterior) es entrenar largas distancias a intensidad moderada para modificar los sistemas enzimáticos y permitir que nuestros músculos tengan un mejor

---

* B. I. Rapoport y cols., «Metabolic factors limiting performance in marathon runners», *PLOS Computational Biology*, 2010.

aprovechamiento metabólico del glucógeno y acumulen la mayor cantidad posible de este hidrato de carbono.

2. Gestionar adecuadamente el consumo del glucógeno muscular. Para ello no debemos de correr por encima de la intensidad planificada en nuestro entrenamiento. Una buena medida es la de proporcionar, de vez en cuando a lo largo de la carrera, algo de glucosa extra a nuestro organismo en forma de algún alimento o suplemento rico en hidratos de carbono de absorción fácil, como un trozo de plátano, unos caramelos, alguna bebida azucarada, unas barritas chocolateadas, etc.

3. No obsesionarse con que te vas a dar con el muro. Es importante recordar la importancia que tiene nuestro cerebro en la carrera. Hay que mantener frente a la amenaza del muro la misma actitud mentalmente positiva que debemos tener durante toda la carrera. Mi colega de horas de carrera Juan Florido siempre dice que los corredores no se dan contra el muro hasta que se enteran de que existe.

LOS COMPLEMENTOS ENERGÉTICOS
Y ERGOGÉNICOS

Hay una industria floreciente que ofrece al corredor maravillosos elixires que le van a poner alas en los pies y le van a permitir proezas impensables si los consume ¡La poción mágica de Obélix! Productos a base de cafeína, carnitina, triglicéridos de cadena media, aminoácidos ramificados, ginseng, etc. Todo lo que se les pueda ocurrir.[*]

* A. Merchante Alfaro, «Dopaje y ayudas ergogénicas». <*https:// carreras de montaña.files.com*>.

Nada de esto funciona a nivel del corredor popular excepto la cafeína. Su eficacia sí que está científicamente probada hasta el punto de que su consumo está regulado por el Comité Olímpico Internacional y se incluye dentro de las sustancias dopantes: solo se permite un consumo por el atleta hasta el límite de detección de 12 mg de cafeína por litro de orina.

Para los corredores no profesionales (que no pasamos controles antidopaje), puede ser útil dos o tres tazas de café en el desayuno o alguna bebida con cafeína media hora antes del comienzo de la prueba. Todo sin exagerar, ya que el exceso puede ser contraproducente y provocar problemas serios (taquicardia, diarreas, etc.). Cuando tomamos un café o consumimos alguna bebida con cafeína, los niveles de cafeína aumentan en sangre al cabo de unos 40 minutos. Esta cafeína activa nuestro estado de alerta y estimula la lipolisis, es decir, el vaciamiento de los depósitos de grasa del organismo, con lo que rápidamente comienzan a circular ácidos grasos hacia el músculo y se ahorra glucógeno.

PRINCIPALES PROBLEMAS QUE PUEDEN OCURRIR EN UNA CARRERA DE MARATÓN

Las muertes de corredores durante carreras de maratón proporcionan titulares periodísticos pero son raras. Numerosos estudios demuestran que la carrera de maratón es una empresa difícil, pero no peligrosa. Subir de excursión a la montaña es una actividad mucho más peligrosa que correr maratones. En el año 2014, en España, la Guardia Civil realizó casi mil intervenciones de salvamento con el balance de 96 fallecidos y 528 heridos.

Vamos a repasar cuáles son los cuatro principales problemas de salud que pueden afectar a un corredor de maratón y cuál es el riesgo real de sufrirlos.

1. Riesgo cardiovascular

En Estados Unidos se ha creado la RACE, que es un equipo de investigadores que se encarga de los registros de los sucesos de paradas cardiacas que ocurren durante carreras de maratón en Estados Unidos. Desde el 1 de enero de 2000 hasta el 31 de mayo de 2010 se registraron 11 millones de corredores de maratones y medias maratones. En este periodo solo se contabilizaron 59 casos de paradas cardiacas durante la carrera (no todos murieron). Esto representa 0,54 paradas cardiacas por 100.000, que es mucho menos que la tasa para la población en general no corredora. Es decir, existe más riesgo estadístico de morir de un ataque cardiaco viendo la televisión en casa que corriendo una maratón. La edad media de los afectados fue de 42 años y con más frecuencia en hombres que en mujeres.

Un registro similar se ha llevado a cabo durante los 32 años de la maratón de Londres. Entre más de 750.000 corredores solo se registraron 8 muertes por parada cardiaca, es decir, una muerte por cada 94.000 corredores; unos resultados similares a los obtenidos por los americanos y muy inferiores a la tasa de muerte súbita en personas sedentarias.

Estos datos indican que la mortalidad cardiovascular* durante una carrera de maratón es muy baja.** La principal

---

* A. Boraita Perez y L. Serratosa Fernandez, «Muerte súbita (IV)», *Revista Española de Cardiología*, 52, pp. 1139-1145, 2009.
** J. M. King., «Cardiac arrest during long distance running races», *New England Journal of Medicine*, 2012.

causa es padecer un problema cardiovascular que no da la cara durante una vida normal como aterosclerosis de las arterias coronarias, cardiomiopatía hipertrófica, miocarditis viral secundaria a una gripe y problemas congénitos (más frecuentes en jóvenes).

Es evidente que quien quiera participar en carreras populares y, sobre todo maratones, debe realizarse antes un examen médico.

2. *Intoxicación por exceso de agua*

Corría yo mi segunda maratón, en Sevilla y a finales de febrero con bastante calor y humedad. En los avituallamientos nos ofrecieron como única bebida botellitas de agua procedente de Sierra Nevada, magnífica agua de altura, pero de muy baja mineralización. Yo bebí mucho, casi una botella cada cinco kilómetros (ya he dicho que hacía mucho calor y yo sudo mucho). Iba bien, corriendo con tranquilidad, cuando, próximo a la meta en el parque de María Luisa, comencé a sentir calambres y contracturas de los músculos de las manos. Me asusté, pero faltaba tan poco para la meta que conseguí terminar la carrera. Tras comer algo, hidratarme con bebidas deportivas y descansar, las molestias fueron desapareciendo. Luego me di cuenta de que, a pesar de mi ciencia médica y deportiva, había sufrido la típica intoxicación por exceso de agua.

Cuando hace mucho calor y humedad se suda mucho y por el sudor se pierde sodio: se puede observar la mancha blanca de sal que queda sobre la camiseta cuando es de color oscuro. Si bebemos mucha agua pobre en sodio, lo que hacemos es diluir el poco sodio que nos va quedando dentro del organismo, así que agravamos el problema. Y cuando el sodio baja por debajo de un nivel comenzamos a sufrir contracturas y calambres musculares, incluso, si la situación es grave, se puede producir una encefalopatía por defecto de sodio. Afortunadamente yo no llegué hasta ese extremo.

Por ahí, en todos los artículos sobre este tema, aconsejan beber lo justo para mantener nuestro grado de hidratación. Pero esto no es fácil, no llevamos colgando un medidor de hidratación que nos avisa con un pitido si nos hemos pasado de agua. Lo mejor es beber bebidas enriquecidas con electrolitos, que no siempre están disponibles en las carreras. La alternativa más eficaz es lo que yo practico desde el suceso de Sevilla y que me ha dado muy buen resultado. Yo bebo agua normal y corriente, pero de vez en cuando, con un sorbo de agua, me tomo unos granitos de sal de un botecito de plástico que siempre llevo conmigo. Solo hay que tomar unos pocos granitos, los que se quedan pegados a la punta del dedo, ya que el exceso de sal también es perjudicial.

3. Golpe de calor

Este es un accidente que se suele producir con relativa frecuencia cuando se dan condiciones de excesiva temperatura y humedad ambientales. El cuerpo humano es muy sensible a las variaciones de temperatura, de tal manera que un simple aumento de cinco grados de 37 °C a 42 °C ya puede tener consecuencias fatales. Al correr generamos calor que en esas condiciones no se puede disipar y la temperatura corporal aumenta hasta el punto de requerir la hospitalización inmediata del corredor, aunque casi siempre se supera tras un par de días en el hospital. Los factores desencadenantes principales son el exceso de ropa, la velocidad excesiva y la deshidratación. Hay que estar atentos a los síntomas que pueden aparecer de forma progresiva como una sudoración exagerada, palidez, calambres, dolor de cabeza, nauseas y vómitos. Si pensamos que nos va a afectar una hipertermia debemos detenernos y sentarnos a la sombra hasta la llegada de los sanitarios.

4. Alergias

Muchas carreras de maratón se corren en primavera y verano, lo que junto a la hiperventilación de la carrera favorece la entrada de alérgenos en nuestro organismo. Con frecuencia se ocasionan ataques de rinitis, conjuntivitis y asma, acompañados de toda esa sintomatología característica que merma las capacidades de cualquier corredor. Los atletas de élite lo tienen difícil ante estos problemas, ya que la medicación específica para tratar las alergias contiene sustancias que están prohibidas. Para los corredores recreacionales los corticoides y los antihistamínicos tienen efectos adecuados para tratar un paciente en su casa, pero incompatibles con una carrera de maratón. Si se es alérgico lo mejor es optar por maratones de invierno, de las que hay una oferta atractiva, o las del desierto.

5. Ataque terrorista

Desgraciadamente esta es una causa de muerte durante las carreras de maratón que habrá que incluir tras los desgraciados sucesos en la maratón de Boston de 2013.

En conclusión, cuando se analizan objetivamente estos datos se advierte que correr una maratón o una media maratón es una actividad deportiva que no está entre las más peligrosas. Yo siempre pienso que tengo más riesgo de muerte en el trayecto en coche desde mi domicilio hasta el lugar de la carrera, que en la carrera en sí.

Por otra parte, cuando consideramos el balance entre

riesgo y beneficios, tenemos que considerar que frente a los pocos casos de muertes en corredores de maratón (que coincide con la tasa en la población en general) hay que contraponer los beneficios que muchos miles de corredores logran para su salud con esta actividad deportiva. ¿Cuántos hubieran muerto a edades precoces si no se hubieran levantado un día del sillón para ponerse a correr? ¿Dónde estaría yo ahora si no hubiera tomado la decisión de ponerme a correr (junto con la de dejar de fumar) hace más de 20 años? Seguro que no estaría escribiendo estas líneas.

Índice